病院・施設のための 嚥下食ピラミッドによる

咀嚼・嚥下困難者レシピ100

RECIPE

編著
栢下 淳

レシピ企画・作成
エームサービス株式会社

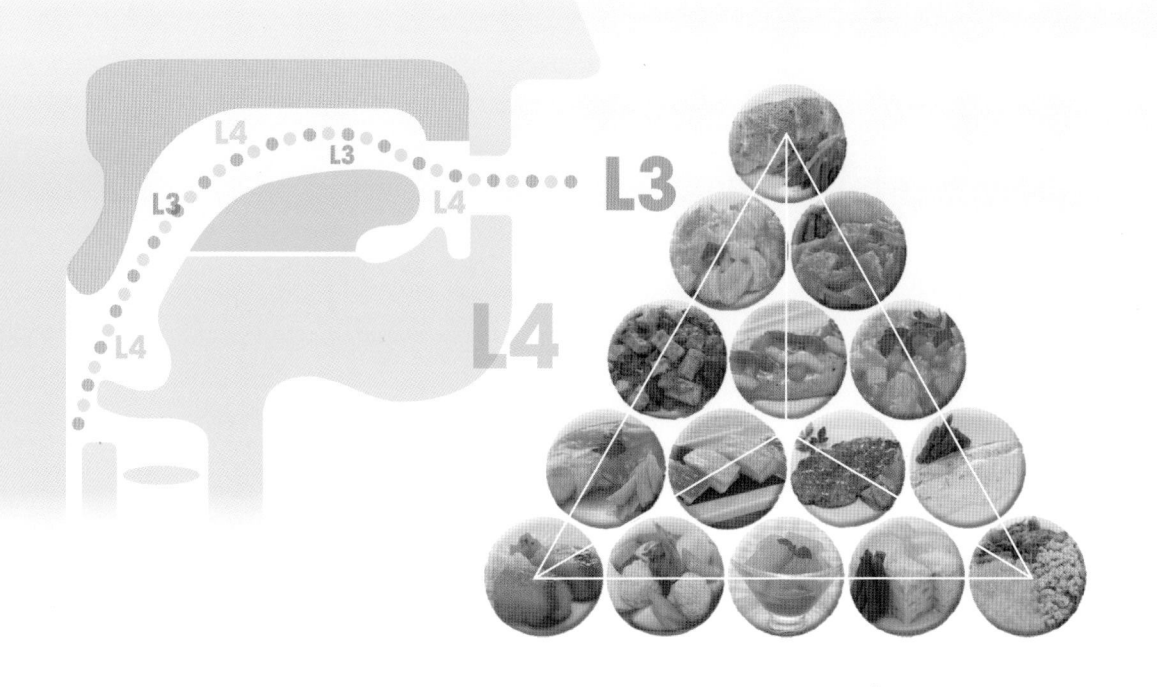

医歯薬出版株式会社

編者	**栢下　淳** かやした じゅん 県立広島大学人間文化学部健康科学科　教授

執筆者 (五十音順)	**金谷節子** かなや せつこ 金谷栄養研究所　所長 **長島由紀** ながしま ゆき エームサービス株式会社運営支援本部 IDSセンター　ニュートリション室 **松崎義則** まつざき よしのり エームサービス株式会社運営支援本部 IDSセンター　センター長 **山縣誉志江** やまがた よしえ 県立広島大学人間文化学部健康科学科　助教

レシピ 作成協力	エームサービス株式会社 運営支援本部IDSセンター　ニュートリション室 佐藤三雄，小林綾子

表紙・本文デザイン：M's　杉山光章

序

　嚥下機能の低下した人に適する食事を提供するには,「かたさ」,「付着性」,「凝集性」といった物性の知識が必要となります.しかし,これらの因子と食事の関連を紹介した書籍は少ないのが現状です.

　筆者らは,2007年9月に聖隷三方原病院の嚥下食のレシピおよび物性値を掲載し,『嚥下食ピラミッドによる 嚥下食レシピ125』として出版しました.本書は,臨床に携わる多くの先生方から,物性値という客観的な数値と食事の関連づけを紹介したことに対して高い評価をいただきました.そして,「院内で調理するよりは物性の安定した市販食品を利用したい」,「在宅療養の方に市販食品を紹介したい」などのご意見に応えて,2008年9月に250種類の市販食品の物性値を掲載した「嚥下食ピラミッドによる レベル別市販食品250」を出版しました.本書によって,物性値のイメージを市販食品から学ぶこともできます.

　現在,脳卒中の連携パスに嚥下食ピラミッドを用いている地域もあります.嚥下食ピラミッドは,もともとは急性期病院における段階的な嚥下食でしたが,いまでは慢性期病院や高齢者福祉施設でも参考にされることが多くなりました.

　そこで,本書では,慢性期病院や高齢者福祉施設において嚥下機能の低下した方に提供することの多い,レベル3およびレベル4のレシピを紹介することとしました.レシピはすべてエームサービス株式会社(巻末「エームサービス株式会社の事業概要」参照)の企画になります.とくに掲載レシピは,食べる意欲が出るようにと形態を残すことに留意しました.また,誰が調理しても類似した物性のものができるように,調理の中心はスチームコンベクションオーブンとしました.

　2009年4月より「厚生労働省　特別用途食品　えん下困難者用食品許可基準」が施行され,重症別に,「硬さ」,「付着性」,「凝集性」が定められました.嚥下食ピラミッドの物性値は,この許可基準作成のたたき台として用いられました.今後,臨床における嚥下障害者の栄養管理は,エネルギー量,たんぱく質量などの栄養的なパラメーターと,かたさ,付着性,凝集性という物性のパラメーターの両輪によって進められていくことでしょう.

　本書が,咀嚼・嚥下困難者に提供する食事の参考となれば幸いです.

2009年8月

編　著　者

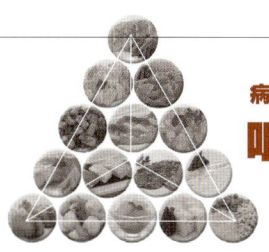

病院・施設のための 嚥下食ピラミッドによる 咀嚼・嚥下困難者レシピ100

CONTENTS

1 嚥下食ピラミッドとは（金谷節子） …… 1
嚥下食ピラミッドに至るまで …… 1
嚥下食ピラミッドの概念 …… 2

2 レシピ開発の経緯（松崎義則） …… 6
「高齢者向け　咀嚼・嚥下困難者のための食事」への取り組み …… 6
レシピ開発の条件 …… 7
レシピの検証 …… 8
本書収載のレシピについて …… 11

3 レシピの物性（山縣誉志江） …… 13
嚥下食ピラミッドの解析の必要性 …… 13
各レベルの物性 …… 13
各レベルの食事形態への対応 …… 15
本書収載レシピの物性 …… 16
新基準のたたき台となった嚥下食ピラミッド …… 17

咀嚼・嚥下困難者のレシピ …… 19

L3 — レベル3
鶏肉の照焼き …… 20
鶏肉のみそマヨネーズ焼き …… 21
鶏肉の甘酢あんかけ …… 22
鶏肉のトマト煮 …… 23
白身魚の菜種蒸し …… 24
鮭のホワイトソースかけ …… 24
さばのけんちんみそ焼き …… 25
かれいの野菜あんかけ …… 25
あじの南蛮漬け …… 26
あじのおろしあんかけ …… 27
鮭の照焼き …… 28

鮭のホワイトソースかけ……………………………… 29
鮭のちゃんちゃん焼き……………………………… 30
ごま入り豆腐………………………………………… 31
枝豆豆腐……………………………………………… 31
はくさいとにんじんのお浸し……………………… 32
はくさいの中華あんかけ…………………………… 33
なすのみそ田楽……………………………………… 34
きゅうりとわかめの酢の物…………… 35
きゅうりのバンバンジーサラダ…… 36
ほうれんそうの白和え………… 37
にんじんの煮物…………… 37
かぼちゃサラダ…………… 38
かぼちゃのいとこ煮………… 38
さといもの煮物……………………… 39
だいこんの煮物………………… 40
おでん………………………………… 41
おしるこ……………………………………………… 42
雑煮…………………………………………………… 43
にぎり寿司…………………………………………… 44
やわらか杏仁豆腐…………………………………… 45
やわらかプリン……………………………………… 45

■**レベル3・市販品**
卵豆腐…46／厚焼きムース…46／ふわふわエッグ…47／とろっとレアオムレツ…47／水羊羹…48／とろろ…48／こうや豆腐寄せ煮…49

L4 ―レベル4
鶏肉の甘酢あんかけ………………………………… 50
豚肉の生姜焼き……………………………… 51
鶏肉の照焼き………………………… 52
ハヤシライス………………………… 53
鶏肉のみそマヨネーズ焼き………… 54
豚肉と卵の炒め物………………… 55
家常豆腐……………………… 56
豚肉の柳川風……………………… 57
ポークカレーライス……………………………… 58
ポークチャップ……………………………………… 59

チキントマト煮………………………………………………………	60
ミートローフ…………………………………………………………	61
和風ミートローフ……………………………………………………	62
ワンタン入り中華スープ………………………	63
ツナサラダ………………………………	63
はんぺんの卵とじ………………………	64
さつま揚げとさといもの煮物………	65
お魚だんごの煮物………………………	66
やわらかつみれの煮物…………………	67
白身魚の菜種蒸し………………………	68
白身魚のとろろ蒸し……………………	69
かれいのピカタ…………………………	70
魚の野菜あんかけ………………………	71
かれいの治部煮………………………………………………………	72
かれいの西京焼き……………………………………………………	73
あじのおろしあんかけ………………………………………………	73
あじの南蛮漬け………………………………………………………	74
ぎんだらの煮付け……………………………………………………	75
鮭のおろし煮ゆず風味………………………………………………	76
鮭のムニエルタルタルソースかけ…………………………………	77
えびサンドと野菜の煮物……………………………………………	78
かにの重ね蒸し………………………………………………………	79
いか入り野菜の煮物…………………………………………………	80
卵とじ…………………………………………………………………	81
さつまあげ入り卵とじ………………………	82
スパニッシュオムレツ………………………	83
かに卵の甘酢あんかけ風……………………	84
洋風卵炒め……………………………………85	
豆腐と野菜の煮物……………………………86	
擬製豆腐………………………………	87
麻婆豆腐………………………	88
豆腐のかにあんかけ…………………………	89
じゃがいもの煮物……………………………………………………	89
さつまいもの煮物……………………………………………………	90
かぼちゃのいとこ煮…………………………………………………	90
さといもと鶏つくねの煮物…………………………………………	91

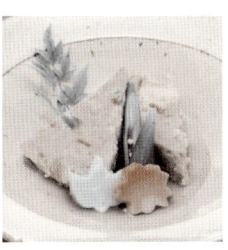

かぶの田楽……………………………………………………… 92
だいこんの田楽風……………………………………………… 92
きゅうりとわかめの酢の物…………………………………… 93
トマトサラダ………………………………………… 93
だいこんの梅和え…………………………… 94
ほうれんそうのお浸し……………………… 94
いんげんごま和え…………………………95
なすの冷やし鉢……………………………95
なすのそぼろあんかけ………………………… 96
オクラのお浸し………………………………… 97
冬瓜のうす葛煮…………………………………… 97
グリーンアスパラガスのサラダ…………………………… 98
グリーンアスパラガスのピーナツ和え…………………… 98
カリフラワーとトマトのサラダ……………………………… 99
ブロッコリーのサラダ……………………………………… 100
はくさいの生姜じょうゆ和え………… 100
菜の花のからし和え……………… 101
はるさめサラダ………………… 101
クリームコロッケやわらか煮… 102
りんごのコンポート……………… 102
三色粥……………………… 103
あんかけ粥………………………… 104

■レベル4・市販品
HGポークジンジャー…105／京風しゅうまい…105／ふんわり白身魚バーグ…106／HGさんまの照り煮…106／かにシューマイ…107／温泉卵…107／HGかに入り卵蒸し…108／HG野菜大豆煮…108／寄せゆばけんちん…109／寄せ湯葉とうふ…109／ポテトサラダ…110／HGやわらかきんぴらごぼう…110／HG切干大根炒め煮…111／やわらかしいたけやん…111／やわらかごぼうやん…112／やわらかごぼうサラダ…112／マカロニサラダ…113

物性評価………………………………………………………… 114
掲載メーカー・製品一覧……………………………………… 117
エームサービス株式会社の事業概要………………………… 118

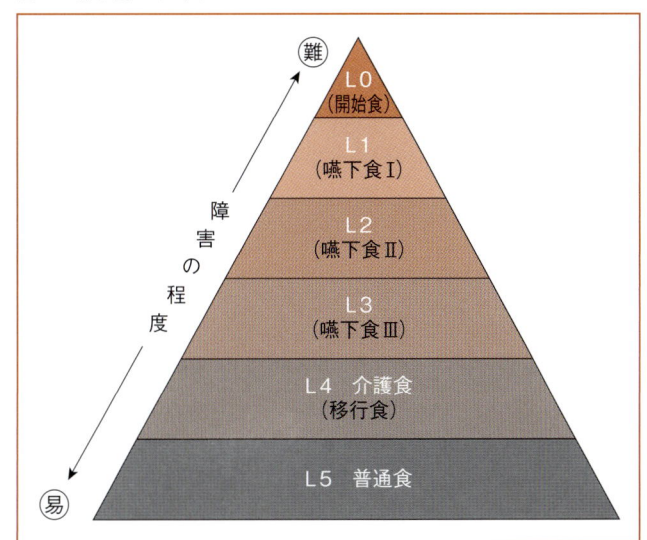

1 嚥下食ピラミッドとは

嚥下食ピラミッドに至るまで

聖隷三方原病院では，段階的な嚥下食の基準化を1988年に行いました．当初は，3段階で構成していましたが，その後，3段階では段階の差が大きいため，①開始食，②嚥下食Ⅰ，③嚥下食Ⅱ，④嚥下食Ⅲ，⑤移行食，の「5段階の嚥下食」に発展させていきました．この段階的な嚥下食は，病院で取り組み始めから今日に至るまで，100万食以上を提供してきました．

「5段階の嚥下食」を，視覚的にわかりやすい形態にし，病院や施設において共通にイメージできるようにするため，2004年の摂食・嚥下リハビリテーション学会の教育講演で「嚥下食ピラミッド」（図1）として提唱しました．

嚥下食ピラミッドは，①脳卒中の患者では，発症後しばらくの間，経口からの食事を行わず，症状の安定を確認し，レベル0（開始食）から経口摂取を開始し，レベル1（嚥下食Ⅰ），レベル2（嚥下食Ⅱ）と嚥下の難しい食事に移っていきます．②高齢者の場合では，加齢で咀嚼能力が低下し，レベル5（普通食）が食べるのが困難になると，レベル4（移行食），さらに機能低下するとレベル3（嚥下食Ⅲ）と咀嚼や嚥下が容易な食品に移っていきます．つまり，嚥下食ピラミッドは，咀嚼機能や嚥下機能の低下していく場合にも，機能回復していく場合にも用いることのできるものです．

図1 嚥下食ピラミッド

嚥下食ピラミッドの概念

嚥下食の目的は，誤嚥の防止と咽頭残留物の除去です．そのため，嚥下食は食事の物性を重視しています．嚥下食ピラミッドでは，すべての食品をレベル0～5の6段階に分類することができます．病院，福祉施設，在宅のどこにいても個人のレベルに適した食事が提供でき，最期まで経口摂取できるようにと考えられています．

嚥下食ピラミッドでは摂食・嚥下の難易度をレベルで表し，物性的に均質な嚥下食をレベル0～3，次いで物性的に不均質な嚥下食をレベル4，普通食をレベル5の6段階で構成されています．本書は，軽度の嚥下機能の低下した人が対象となるレベル3と，咀嚼機能の低下した人が対象となるレベル4で構成しています．

これらの段階の食事を，坂井真奈美らは詳細に物性解析を行いました．本書に関連のあるレベル3およびレベル4の物性値を**表1**に示します．

■L3：レベル3（嚥下食Ⅲ）

軽度の嚥下機能の低下した人が対象となり，慢性期病院や高齢者福祉施設では多くの人が該当します．食形態としては，ピューレ状やペースト状の食品などが該当し，物質的には不均質なものも，重湯と米粒が混在するお粥も該当します．生クリームや油脂などを食材に加えることで，野菜，肉類などさまざまな食材を利用することができます．このレベルは，ミキサーにかけると，ほとんどの料理が該当しますが，本書ではできるだけ見た目のよいレシピの紹介を心がけました．

■L4：レベル4（移行食）

咀嚼機能の低下に対応した食事です．この基準では，凝集性の範囲が0～1.0までと，「凝集性」に関してはすべての食品が該当しますので，「かたさ」と「付

表1 L3，L4の物性値

	L3 嚥下食Ⅲ	L4 移行食
障害の程度	軽度嚥下障害	主に咀嚼障害
かたさ（N/m^2）	15,000以下	40,000以下
凝集性	0.2～0.9	0～1.0
付着性（J/m^3）	1,000以下	1,000以下

図2　血管年齢の項

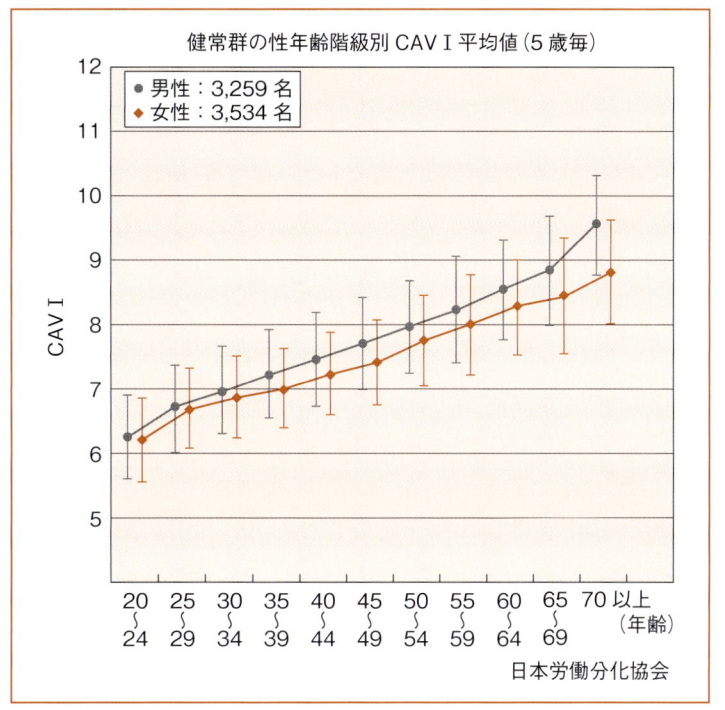

健常群の性年齢階級別 CAV I 平均値（5歳毎）
男性：3,259名
女性：3,534名

日本労働分化協会

着性」の2つの因子により規定しています．つまり，硬すぎず，あまりべとつかないものが該当します．

　レベル3およびレベル4は，経口的にエネルギーや栄養素を確保することが大きな目的の1つです．見た目がよく，栄養素を豊富に含み，おいしい食品が望まれます．

　また，このレベルの適応となる人は，さまざまな年齢が対象となりますが，高齢者が対象となることが多いのが現状です．高齢者では，咳反射の低下による不顕性誤嚥や歯の欠損による咀嚼困難な人が多く，レベル3およびレベル4の食事に適する人が増加しています．その原因について考えてみました．

　動脈の硬さを判定する指標に用いられるCAVI（Cardio Ankle Vascular Index）の結果を年齢ごとに分析すると，図2のように，高齢者では硬化が進んでいることがわかります．日本は高齢社会となり，高齢者数も増加していることから，動脈が硬い人も増加していることが予想されます．このことが嚥下障害者の増加の一因と考えられます．

　最近では，むせない誤嚥（不顕性誤嚥）の人も多くいます．不顕性誤嚥になる機序としては，大脳基底核に何らかの障害が起こり，この部位に存在する黒質線条体からのドーパミンの産生量が減少し，舌咽神経や迷走神経知覚枝にお

けるサブスタンスPの産生量や含有量が減少します．サブスタンスPの減少により，嚥下反射と咳反射が低下し，不顕性誤嚥が生じやすくなります．65歳以上の健常者の約半数に大脳基底核付近に何らかの脳血管障害が認められたとの報告もあります．つまり，高齢者に提供する食事については，物性を整えて提供する必要があります．また，脳梗塞を予防するためには，水分補給が必要です．水分が不足すると，血液が濃縮され，細い血管が詰まりやすくなるからです．

　咀嚼機能の低下している高齢者も多くいます．咀嚼とは，食べ物を口の中で噛み砕き，舌や頬などを使い飲み込みやすい食塊を作ることです．高齢者では，歯牙の欠損や口の周りの筋力が低下している場合が多くあります．このような人に対してはレベル4のような，一定以下のかたさで一定以下の付着性の食事を提供する必要があります．

　摂食・嚥下障害が疑われる兆候としては，次のようなものがあります．

- 食欲低下
- 食事量の減少
- 口腔内の保持時間が長くなる
- 飲み込み困難・むせる
- 咳が出る
- 声が変わる
- 体重減少
- 微熱が続く
- 食事時間の延長
- 食べこぼしの増加
- 食塊形成困難
- 咽頭に違和感がある
- 痰の増加
- ろれつの回りが悪くなる

　在宅で，本書を参考に食事提供される場合には，「反復唾液のみテスト」などの簡易的な評価を行うことをおすすめします．「反復唾液のみテスト」とは，口の中を十分湿らせ，唾液を嚥下し，30秒間に何回嚥下できたかを調べる方法です．30秒間に3回以上できる人，1～2回の人，0回の人に分類します．0回や1～2回の人は，本書に書かれているレシピを用いることは難しいと思われます．3回以上の人であれば，本書のレシピを用いることができる可能性がありますが，食事を提供して，むせたり，熱が出たり，痰が多くなったときには，医師に相談してください．

　小山珠美らの在宅生活高齢者に対する食事に関するアンケート調査では，「噛みにくい」29％，「口が渇く」25％，「飲み込みにくい」11％，と報告しています．見た目もよい料理を提供することは，嚥下機能や咀嚼機能の低下している人に対しては，唾液分泌を促し，満足感が得られるので大切なことです．本書は，

安全性の面から物性を重視していますが，"見た目"もおいしい料理の要素として重要ですから，できるだけ見た目のよい料理を紹介することを心がけています．

　嚥下食ピラミッドを活用すれば，食事に関する連絡事項として，脳卒中の地域連携パスや嚥下機能の低下した人の病診連携に役立つのではないかと考えます．嚥下食ピラミッドが臨床に役立つツールになることを願っています．

（金谷節子）

2 レシピ開発の経緯

「高齢者向け 咀嚼・嚥下困難者のための食事」への取り組み

今回のレシピ作成を担当したエームサービスにおける「高齢者向け 咀嚼・嚥下困難者のための食事」への取り組みの経緯を以下に示します．

2002年：社内で「高齢者向け 咀嚼・嚥下困難者のための食事」への取り組みが始まる．
2006年4月：IDSセンター発足／「高齢者向け 咀嚼・嚥下困難者のための食事」を目標の一つに掲げる．
2006年9月：第12回日本・摂食嚥下リハビリテーション学会（岡山）に参加／「嚥下食ピラミッド」による物性基準の存在を知る
2006年12月：県立広島大学で当社レシピの物性測定を開始．
2008年8月：「嚥下食ピラミッド」を基準とした「高齢者向け咀嚼・嚥下困難者のための食事」を，当社政策として正式に採用．
2008年9月：15 th International Congress of Dietetics (Yokohama) で発表／Title「Study of Recipes to Suitable Physical Properties of Stepwise Swallowing Food」 　　　　　：第14回日本・摂食嚥下リハビリテーション学会（千葉）で発表／演題名「段階的な食事物性基準を用いた咀嚼困難者に適するレシピ開発」

　2006年4月の診療報酬と介護保険制度の同時改定以来，医療機関と介護施設の機能分化と連携が進められています．その背景には，脳血管疾患の後遺症や高齢者の機能低下による咀嚼・嚥下困難者の増大があり，対応としては，経口維持による機能改善や低栄養の改善があります．しかし，咀嚼・嚥下困難者のための食事については，基準が統一されていないため，施設間で入院患者様，入所者様の受け渡しをする場合に，食種が変わってしまうという問題が生じやすくなります．

　このような問題に対応するなかで，従来の"食形態を変えて対応している食種"，たとえば「きざみ食」，「極きざみ食」などは，誤嚥の危険性や見た目の問題があり，改良を求められるようになりました．しかし，"食形態を変えて対応している食種"が比較的わかりやすい食種であったことに対し，「一口大でやわらかい食事」，「歯茎・舌でつぶせるかたさ」，「くっつきにくい」，「ばらばらになりにくい」といった，"食品の物性を考慮した食種"の場合は官能による判断が主となるため，食種の

基準を決定する場合に共通認識をもつことが必要になります．しかし，"食形態を変えて対応している食種"の名称や分類の数，また各食種への対象者が施設ごとにばらばらで基準が明確になっていないことから，改良する場合にどの物性に基準をおくか，判断が難しいのが現状です．

　そこで，ある基準に基づいた，これらの食事と食品物性についての知識が求められるようになりました．私たちは，さまざまな形態に及ぶ，多数の施設のフードサービス部門を受託している企業の立場から，基準として「嚥下食ピラミッド」を用いることを検討しました．そして，「嚥下食ピラミッドによる咀嚼・嚥下困難者のための食事」が共通言語化の推進のための一助となることを願い，この取り組みを始めることにしました．

レシピ開発の条件

　私たちが開発しているレシピは，「嚥下食ピラミッド」におけるレベル3とレベル4の部分です．レベル3・レベル4の食事に比べ，より均質であること，ざらつきや付着のないことなど，高度な品質管理が求められるレベル0〜レベル2の食事については，市販品を活用していただくこととして，今回のレシピ開発の対象とはしていません．

　レベル3およびレベル4のレシピ開発に際しては，以下の3点を前提条件としました．

① 常食からの献立展開を意識して，レベル5→レベル4→レベル3と，系統化されたレシピにすること．
② 多くの施設に設置されていて，数値化された基準で品質管理がしやすい，スチームコンベクションオーブンに対応したレシピとすること．
③ レシピ検証は，スチームコンベクションオーブンで使用するホテルパンのサイズに合わせた分量で調理すること．

　レベル3およびレベル4に該当する市販品は，手作りと比較して品質が安定しているだけでなく，官能検査において食品物性の特性を知るうえでの指標となることから，積極的に測定を行いました．また，レベル3・レベル4の食種に対応することで調理作業量が増大することから，設備や配置人員の要因で手作りに対応できない場合を配慮し，レベル0〜レベル2に限らずレベル3・レベル4でも市販品の検討を行いました．

　このように，大量調理の現場で再現可能であることを念頭に置いて，レシピを開発しています．また，レシピの検証として県立広島大学にて物性測定を行いました．

レシピ検証の詳細については，次のとおりです．

レシピの検証
（1）検証方法
　厨房機器を使ってレシピに従い調理をした後，実際の事業所における配膳条件を再現するために，まず60℃インキュベータで30分静置（加熱しない食品の場合は5℃インキュベータで30分静置），続いて20℃インキュベータで30分静置します．その後，クリープメータを用いて物性測定を行い，「かたさ」と「付着性」を算定し，得られた物性値が嚥下食ピラミッドのどのレベルの物性範囲に適合しているかを検証します．物性がレベル4の範囲外であった場合は，食材の形態やスチームコンベクションオーブンの加熱時間等を変更してレシピの修正を行い，再度物性を測定します．

（2）検証結果
　結果として，約8割のレシピがレベル4の物性範囲内に適合しました．範囲外となったレシピ（**図3**で×表記）のうち，その要因が「かたさ」（4×10^4 N/m² を超えるもの）であったのは，主に野菜・魚・肉料理であり，要因が「付着性」（1000 J/m³ を超えるもの）であったのは，主にいも料理でした．
　■**野菜料理**：測定をした56品のうち4品が範囲外となりましたが，その後の

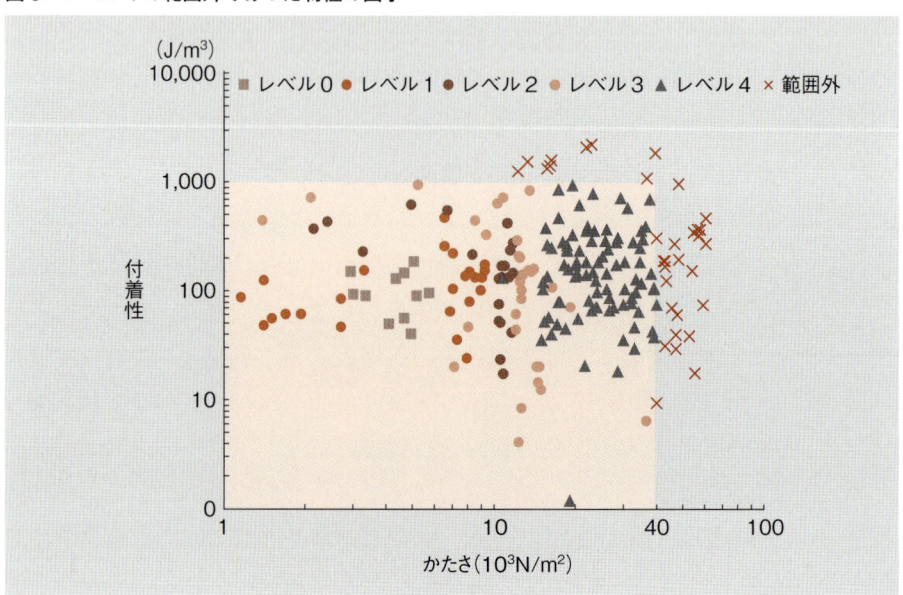

図3　レベル4の範囲外であった物性の因子

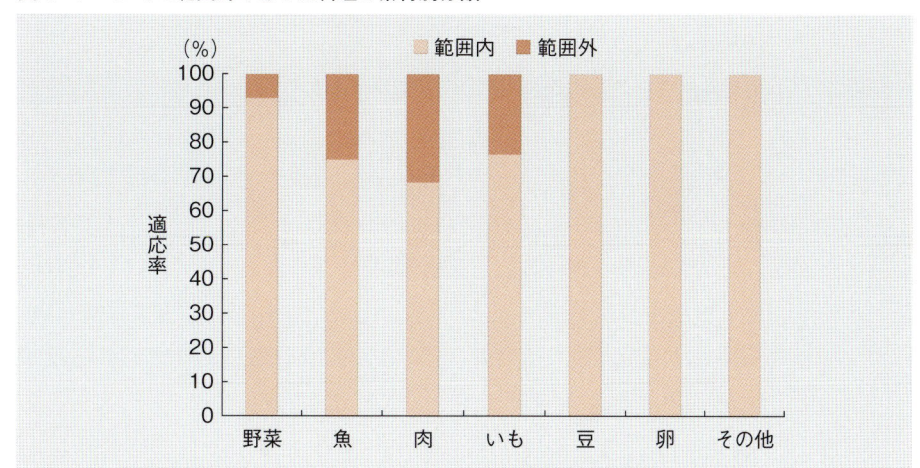

図4 レベル4の範囲外であった料理の素材別分類

レシピ修正により3品がレベル4の物性範囲に適合しました．
■**魚料理**：測定をした52品のうち14品が範囲外となりましたが，その後のレシピ修正により2品がレベル4の物性範囲に適合しました．
■**肉料理**：測定をした38品のうち12品が範囲外となりましたが，その後のレシピ修正により4品がレベル4の物性範囲に適合しました．
■**いも料理**：測定をした17品のうち13品が範囲外となりましたが，その後のレシピ修正により1品がレベル4の物性範囲に適合しました．

物性を改善するために，肉料理については素材そのものを再検討したり，魚料理については浸漬時間の延長を検討したり，野菜料理については薄く繊維に逆らった切り方をしたり，でんぷん質の多いいも料理については煮汁の量を増やしたりするなどを試みました．

その結果，野菜料理については一口大にカットし，やわらかく蒸した後，調味料で煮たもの，また魚料理については切り身にカットし，でんぷんを表面にはたき，調味料で煮たものについて，物性の改善がみられました．

（3）物性の改善事例
実際に物性が改善された事例を以下に示します．
① 「いんげんのごま和え」（野菜料理）
「かたさ」が範囲外を示した野菜料理の中に「いんげんのごま和え」がありました．
いんげんの筋が口に残ることから，長さを短くカットし，ボイル時間を延長

しました．さらに，ごま和え調味料に，薄くとろみをつけた結果，物性の改善がみられました．

【物性値による改善の結果】

かたさ（N/m²）	47,099 ± 7,767
付着性（J/m³）	30 ± 12
凝集性	0.30 ± 0.15

→

かたさ（N/m²）	12,132 ± 1,811
付着性（J/m³）	61 ± 23
凝集性	0.31 ± 0.02

② 「だいこんの梅和え」（野菜料理）

「かたさ」が範囲外となりましたが，切り方を変更したところ，物性の改善がみられました．これは，だいこんに水分を多く含ませることで，やわらかくなったものと考えられます．

【物性値による改善の結果】

かたさ（N/m²）	45,382 ± 11,952
付着性（J/m³）	70 ± 36
凝集性	0.28 ± 0.05

→

かたさ（N/m²）	15,951 ± 2,330
付着性（J/m³）	57 ± 11
凝集性	0.37 ± 0.01

③ 「からすがれい」（魚料理）

「かたさ」が範囲外を示した料理の中に「からすがれいの酒蒸し」がありました．切り身を油に漬け込み，表面を薄く片栗粉でコーティングし，あんかけにすることで物性の改善がみられました．

さまざまな魚種を用いた測定を行いましたが，からすがれいは比較的やわらかい物性を示しました．からすがれいは，粕漬けや西京漬けなどでも，コンビモードで調理を行ったところ，レベル4の物性範囲内に適合しました．

【物性値による改善の結果】

かたさ（N/m²）	42,876 ± 12,765
付着性（J/m³）	168 ± 35
凝集性	0.55 ± 0.03

→

かたさ（N/m²）	20,711 ± 4,147
付着性（J/m³）	236 ± 120
凝集性	0.55 ± 0.06

「酒蒸し」から「野菜あんかけ」に変更

④ 「あじ」（魚料理）

あじを用いた料理には，油を多く含むノルウェーあじを使用しました．「マヨネーズ焼き」は，コンビモード130℃で加熱を行った場合に「かたさ」が範囲外を示しました．「おろし煮」では，煮汁と一緒に，コンビモード130℃で30分加熱を行った場合に物性の改善がみられました．

物性値による改善の結果

かたさ (N/m²)	42,984 ± 10,533
付着性 (J/m³)	31 ± 41
凝集性	0.41±0.21

➡

かたさ (N/m²)	24,208 ± 3,670
付着性 (J/m³)	184 ± 120
凝集性	0.44±0.04

「マヨネーズ焼き」から「おろし煮」へ変更

⑤「鶏肉様料理」（肉料理）

　再形成の肉料理は，さまざまな配合比で卵や豆腐などを加えて作成しました．これらの物性を検証したところ，「付着性」が範囲外を示しました．そこで，市販の肉の素材を用い，スチームコンベクションオーブンで調理することにより，「付着性」をレベル4の物性範囲内に適合させることができました．

物性値による改善の結果

かたさ (N/m²)	12,237 ± 282
付着性 (J/m³)	1249 ± 203
凝集性	0.47±0.01

➡

かたさ (N/m²)	22,876 ± 1,143
付着性 (J/m³)	289 ± 136
凝集性	0.48±0.03

⑥「さといもの煮物」（いも料理）

　「付着性」が範囲外を示したいも料理として，「さといもの煮物」がありました．さといもにたっぷり水分を含ませることを考慮し，煮汁の分量をふやして調理したところ，「付着性」をレベル4の物性範囲内に適合させることができました．

物性値による改善の結果

かたさ (N/m²)	16,383 ± 2,919
付着性 (J/m³)	1583 ± 431
凝集性	0.25±0.05

➡

かたさ (N/m²)	19,343 ± 5,656
付着性 (J/m³)	937 ± 510
凝集性	0.21±0.03

　これらの事例から，それぞれの食材がもつ物性の傾向を知ることができました．食材のもつ特徴を把握したうえで料理を考えることは，献立作成の基本といえるでしょう．

本書収載のレシピについて

　2006年12月から始まった物性測定により，検証したレシピの数は約265レシピになりました（2009年5月現在）．このうち，嚥下食ピラミッドにおけるレベル3に該当するものは約60，レベル4に該当するものは約170です．

　私たちは，物性測定の結果だけでなく，食形態などを考慮して最終判定を行っています．

　たとえば，測定結果がレベル2やレベル3となった場合でも，不均質な形態の料理はレベル4の範囲であると判定しています．また，レベル3の食事につ

いては，レベル4やレベル5の食事をミキサーにかけ，ゲル化剤で再形成しているため，測定の結果がレベル0，レベル1，レベル2となっても，レベル3の範囲内であるものと判定しています．

本書では，前述の約265のレシピの中から100レシピと市販食品25アイテムを紹介しています．

通常提供している普通食のレシピの中から，調理の仕方の工夫によりレベル4の範囲内に入りそうなものをピックアップしました．これらのレシピから，加熱時間の延長によってレベル4の範囲内に入るもの，食品のカット方法の変更によってレベル4の範囲内に入るものは，それぞれレシピの変更を行いました．このような調理方法の工夫によってもレベル4の範囲内に入らない食品は，市販加工品を使用するか代替の食品を使用するようにしました．

加熱時間の延長については，最終調理を普通食と同時に行うことを前提とし，主に下処理のスチーム，茹で時間を延長することで，普通食の調理との整合性をとりました．また，施設で設置されているスチームコンベクションオーブンは1～2台と限られた台数であることが多いので，主菜，副菜など複数の料理を効率よく調理するために，できるだけ調理モードを統一し，シンプルでわかりやすくすることに配慮しました．

さらに，スチームコンベクションオーブンで対応しづらい調理については，鍋調理で行いました．

加熱調理直後のかたさと提供時（物性測定では，インキュベート後）のかたさに差が出るものは，表面が乾きやすいものが多いので，肉・魚・市販練り製品などはとろみ付きの調味料で表面を被うようにしました．また，緑色野菜の下処理について，スチームの場合と鍋でボイルした場合との両方で検証を行ったところ，鍋でボイルするほうが色止めの効果があることがわかりました．そこで，見た目の美しさへの考慮から，これらは鍋ボイルで調理することにしました．しかし，いずれの調理方法でも加熱時間が長いことから，栄養素の損失の問題があり，これを今後の課題としています．

〔松崎義則〕

3 レシピの物性

嚥下食ピラミッドの解析の必要性

近年，嚥下障害や咀嚼困難に対応した食事の提供に力を入れる病院や施設が増えてきました．一方，さまざまな食品の物性についての研究も多く行われてきています．しかしこれまで，「咀嚼機能の低下した人や嚥下機能の低下した人に適する食品の物性はどのようなものか」を研究したものは少なく，どのような物性のものを提供したらよいかという判断は，臨床現場の経験にゆだねられていました．このような状況を改善すべく，本研究室では，「嚥下食ピラミッド」で知られている聖隷三方原病院の5段階の嚥下食の物性の解析を行いました[1) 2)]．

各レベルの物性

物性の解析には，聖隷三方原病院で提供された実績のある165品目の食事を用い，測定にはクリープメータを使用しました．この測定機器は，試料をプランジャーで2回押しつぶすことで，かたさ，付着性（口腔内での付着の程度の指標），凝集性（口腔内でのまとまりやすさの指標）を測定することができます．この解析では，試料を直径40 mm，高さ15 mmのシャーレに，隙間なく平らになるように充填し，直径20 mm，高さ8 mmの樹脂製のプランジャーにて1 mm/secで圧縮を行いました．測定は，対象者の喫食する温度帯で行いました．かたさは1回目の圧縮に要した最大の力（図5のH）で表されます．付着性は，1回目の圧縮でプランジャーが試料から離れるときにかかるエネルギー（図5のBの面積）で表されます．凝集性は，1回目の圧縮に対する2回目の圧縮

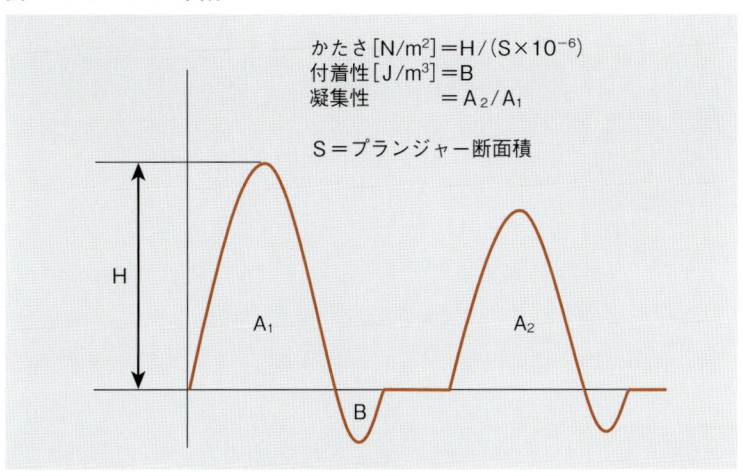

図5　テクスチャー曲線

かたさ$[N/m^2] = H/(S \times 10^{-6})$
付着性$[J/m^3] = B$
凝集性　　　$= A_2/A_1$

S＝プランジャー断面積

図6 かたさと凝集性

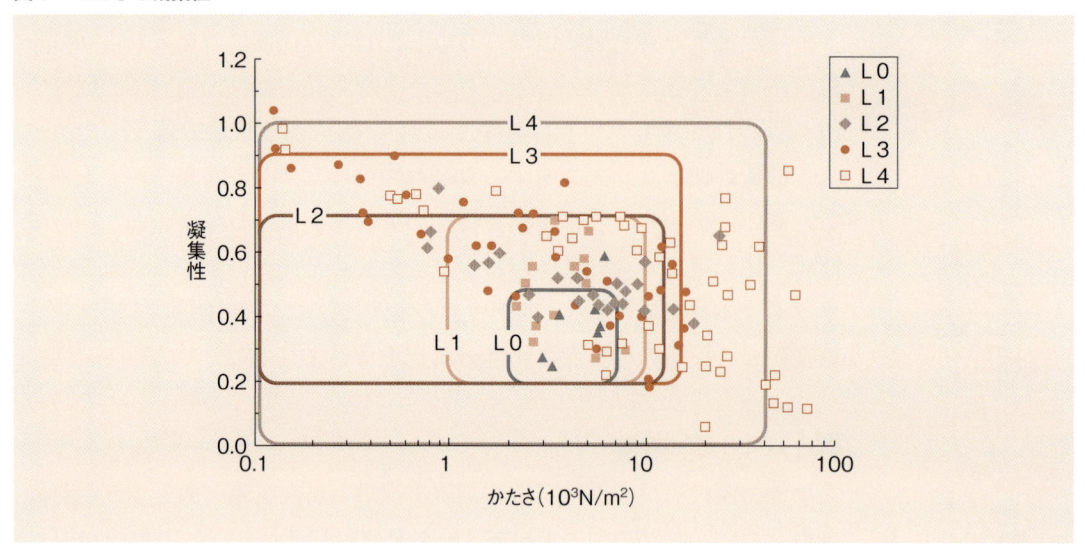

図7 付着性と凝集性

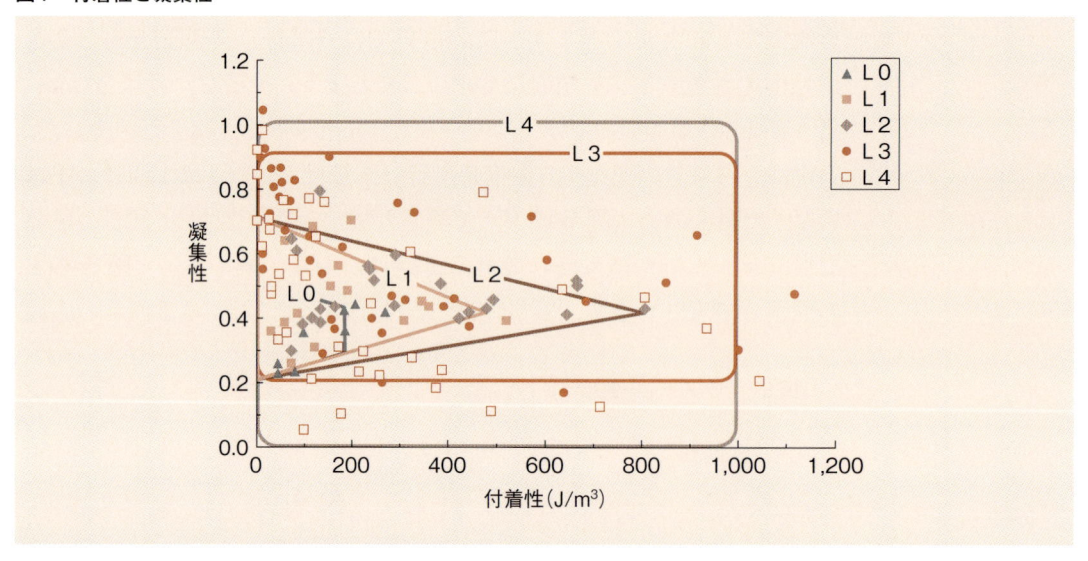

のエネルギー比（**図5**のA_1とA_2の面積比）から算出されます．
　聖隷三方原病院で提供される165品目の食事の物性を測定した結果，各レベルでどのような物性範囲の食事が提供されているかがわかりました．165品目の物性値をプロットした図を**図6，7**に示しました．**図6**に示すように，L0のような重度の嚥下障害に対応した食事の場合，食事はやわらかければよいというわけではなく，ある程度のかたさと一定範囲の凝集性が必要であり，L1，

表2　各レベルの物性値

	L0 開始食	L1 嚥下食Ⅰ	L2 嚥下食Ⅱ	L3 嚥下食Ⅲ	L4 移行食
障害の程度	重度嚥下障害	中等度嚥下障害	中等度嚥下障害	軽度嚥下障害	咀嚼障害
かたさ [N/m²]	2,000〜7,000	1,000〜10,000	12,000以下	15,000以下	40,000以下
凝集性	0.2〜0.5	0.2〜0.7	0.2〜0.7	0.2〜0.9	0〜1.0
付着性 [J/m²]	200以下	200以下（凝集性0.4前後の場合500まで可）	300以下（凝集性0.4前後の場合800まで可）	1,000以下	1,000以下

L2と食事のレベルがステップアップするにつれ，食べることのできる範囲が広がっています．また，図7に示すように，付着性は必ずしも低いものである必要はなく，付着性がある程度高いものであっても，凝集性が0.4付近であれば嚥下食として提供されていることがわかりました．0.4付近には主にゼラチンを使用したゼリー類が該当します．

　この結果を数値としてまとめたものを表2に示しました．

　聖隷三方原病院は急性期病院であり，嚥下障害を呈する患者の多くが脳卒中の後遺症によるものです．このため，療養型の病院と比較して重度の患者も多く，嚥下機能の状態の変化も起こりやすいといえます．嚥下食ピラミッドは，このような急性期病院の嚥下食をモデルとして作成されているため，必ずしもすべての病院，すべての原疾患の嚥下障害者に適応できるとはいいきれません．療養型の病院や高齢者福祉施設のように比較的状態の安定した患者が多い病院や施設では，L3のような軽度の嚥下障害者を対象としたレベルをさらに細分化する必要も生じてくると考えられます．また，食道がんや咽頭がんなどにより嚥下機能を障害された患者では，「とろみは大丈夫だけれどゼリーは難しい」といった例もあります．このようなことから，嚥下食ピラミッドのレベルをそのままあてはめなければならないというわけではありません．

各レベルの食事形態への対応

　嚥下食ピラミッドのL0は経口摂取開始の訓練のための「開始食」であり，L1からL3は主に飲み込みに障害を有する患者に適した「嚥下食」，L4は咀嚼困難者に対応した，常食への「移行食」となっています．形態としては，L0は経口摂取訓練のためのお茶や果汁のゼリーであり，L1，L2はエネルギーや栄養素を含むゼリー状，L3は常食をミキサーにかけたペースト状のものが該当します．L4は，常食の調理方法を工夫することで，咀嚼機能に障害がある人にも食べやすい食事となっています．

多くの病院や施設ではL3～L4のレベルに該当する対象者が多く，これらのレベルの食事の調理が重要となってくると考えられます．本書では，これらのレベルに対象をしぼり，100種類のレシピと24種類の市販食品を掲載しています．L2までのゼリー状の形態は，作製する手間がかかり，物性の管理が難しいため手づくりを敬遠されがちです．このようなレベルの食事は，対象者が少ない場合，市販品で代用するという方法も考えられます．本書の姉妹本である「嚥下食ピラミッドによるレベル別市販食品250」では，L0は18種類，L1は90種類，L2は42種類の市販食品を物性値とともに掲載していますのでご参照ください．

　聖隷三方原病院の食事の解析により，かたさ40,000 N/m^{2}以下，付着性1,000 J/m^{3}以下の物性値を示す食事が，咀嚼困難者に対応したL4の食事として適切であると考えられます．また，軽度の嚥下障害者に対応したL3の食事は，さらにかたさ15,000 N/m^{2}以下，凝集性0.2～0.9の範囲であることが求められます．今回紹介するレシピおよびその他の市販品に関しても，すべて物性測定を行い，L4，L3のそれぞれの物性範囲に該当することを確認しています．

本書収載レシピの物性

　今回紹介する100種類のレシピと24種類の市販品の内訳は，常食をやわらかく調理したL4のレシピが85種類（レシピ68種類＋市販品17種類），均質な形態としたL3のレシピが39種類（レシピ32種類＋市販品7種類）となっ

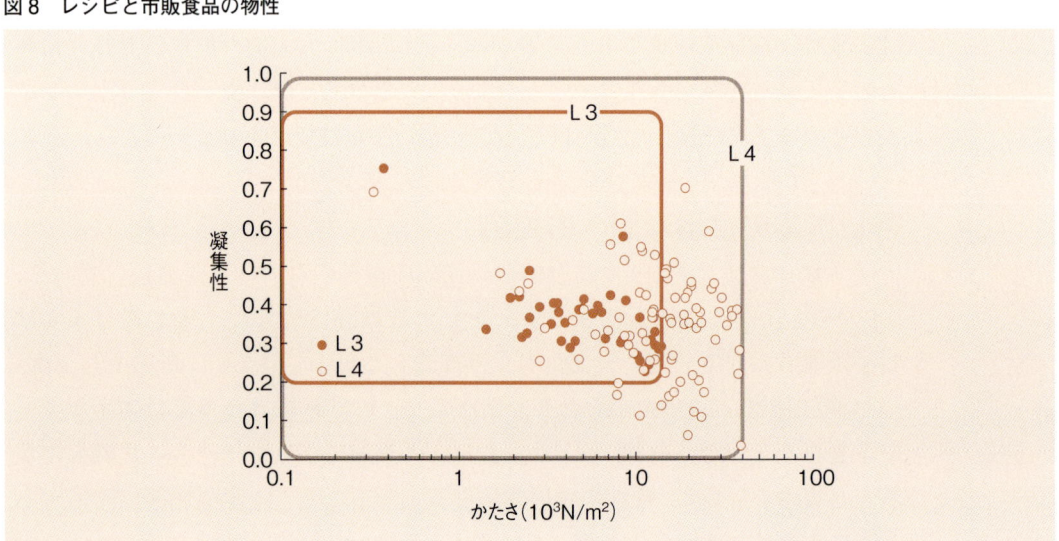

図8　レシピと市販食品の物性

表3 物性値の他にレベルを分ける因子となるもの

	L0 開始食	L1 嚥下食Ⅰ	L2 嚥下食Ⅱ	L3 嚥下食Ⅲ	L4 移行食
食材数	1種類		2種類以上も可		
形態	均質				不均質
形態例	表面がつるつるのゼリー		ざらつきのあるゼリー、ムース状	ペースト状	普通食をやわらかくしたもの
たんぱく質	2g／100g以下	含まれてもよいが、基本的に魚介類・肉類は含まれない	制限なし（魚介類・肉類を含む）		
特徴	お茶ゼリー・果汁ゼリー	L0に比べて離水が多いものも含む	ペースト食をゼラチンでかためたもの．ヨーグルトはL2から提供できる	不均質なものは、ゲル化剤等を使用してまとまりやすくしたもの．クラッシュゼリーはL3から提供できる．まとまりのよい粥はL3から	

ています．これらを対象者の喫食する温度帯で測定した結果を図8に示しました．

エームサービスでは，対象者に食べる意欲をもっていただくためL3でも形あるものを多く提案しており，図8に示すように，凝集性が0.7〜0.9付近となるレシピが少なく，大部分が0.2〜0.7の比較的低い凝集性を示す傾向にあるのが特徴です．図8のうち，L4のレシピでL3の物性の範囲内を示しているものもありますが，これをL3として提供しないのは，形態が均質でないなど，L3のレシピとして物性面以外でふさわしくない点があるためです（表3）．

新基準のたたき台となった嚥下食ピラミッド

厚生労働省は，咀嚼困難者・嚥下障害者に対する食事の物性基準として1994年に示した特別用途食品高齢者用食品を見直し，2009年2月に特別用途食品えん下困難者用食品許可基準（表4）を公示しました．この新しい基準のたたき台となったのは，嚥下食ピラミッドの嚥下食の物性値です．これまでは重症度に対応した段階が設けられていない基準でしたが，新しい基準では許可基準Ⅰ・Ⅱ・Ⅲの三段階が設けられました．許可基準Ⅰは嚥下食ピラミッドのL0，許可基準Ⅱは同L1・L2，許可基準Ⅲは同L3を基にしています．また，嚥下食ピラミッドの物性評価方法を参考に，これまで「堅さ」のみの評価であったものが，「硬さ」，「付着性」，「凝集性」の3要素で評価することとなり，測定温度も「20℃のみ」であったものが，「冷たくして食するものは10±2℃および20±2℃，温かくして食するものは20±2℃および45±2℃」，となりまし

表4　特別用途食品えん下困難者用食品許可基準

規格※1	許可基準Ⅰ※2	許可基準Ⅱ※3	許可基準Ⅲ※4
硬さ（一定速度で圧縮したときの抵抗）（N/m²）	$2.5\times10^3\sim1\times10^4$	$1\times10^3\sim1.5\times10^4$	$3\times10^2\sim2\times10^4$
付着性（J/m³）	4×10^2以下	1×10^3以下	1.5×10^3以下
凝集性	0.2〜0.6	0.2〜0.9	―

※1　常温及び喫食の目安となる温度のいずれの条件であっても規格基準の範囲内であること．
※2　均質なもの（例えば，ゼリー状の食品）．
※3　均質なもの（例えば，ゼリー状又はムース状等の食品）．ただし，許可基準Ⅰを満たすものを除く．
※4　不均質なものも含む（例えば，まとまりのよいおかゆ，やわらかいペースト状又はゼリー寄せ等の食品）．ただし，許可基準Ⅰ又は許可基準Ⅱを満たすものを除く．

た．

　このように，嚥下食ピラミッドは新しい基準のたたき台となるなど，広く知れわたりつつあります．嚥下食ピラミッドが，よりよい食事を患者や利用者に提供できるヒントとなれば幸いです．
　　　　　　　　　　　　　　　　　　　　　　　　　　　　　（山縣誉志江）

参考文献
1）坂井真奈美，江頭文江，金谷節子，栢下淳：臨床的効果のある段階的嚥下食に関する食品物性比較，日摂食嚥下リハ会誌，10(3)：239-248，2006．
2）坂井真奈美，江頭文江，金谷節子，栢下淳：嚥下食の段階的な物性評価について，日病態栄養会誌，10(3)，269-279，2007．
3）厚生労働省医薬食品局食品安全部長：特別用途食品の表示許可等について，食安発第0212001号，2009.02.12．

咀嚼・嚥下困難者のためのレシピ

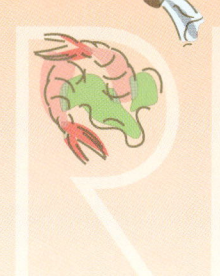

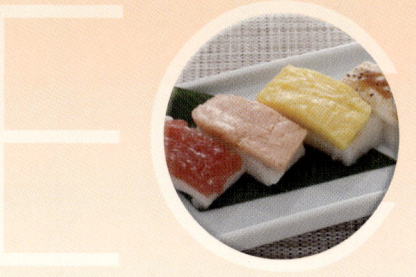

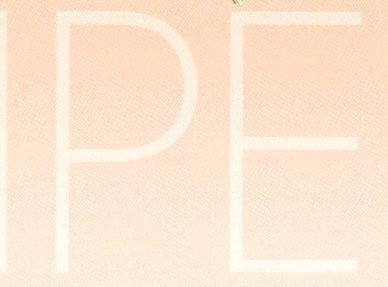

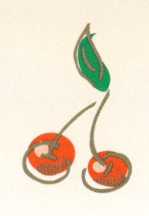

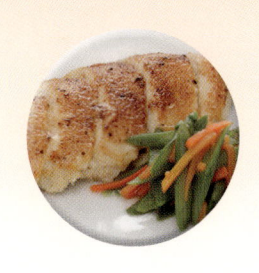

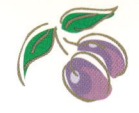

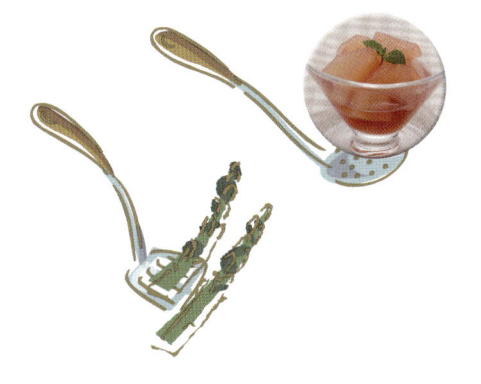

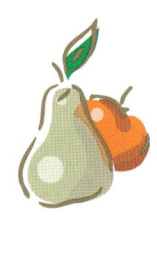

L3

Level 3，嚥下食 III ペーストやピューレ状のものなどやわらかいものや，ゲル状のものが提供できる．ミキサーにかけたのちゲル化剤でまとまりやすくした食事．

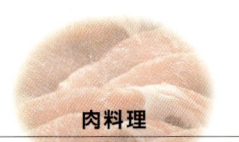

肉料理
鶏肉の照焼き

ONE POINT MEMO
鶏肉の物性を測定
物性はL0に相当するが，ミキサーにかけ，ゲル化剤を使用してまとまりやすくした食事であるので，本レシピはL3相当．

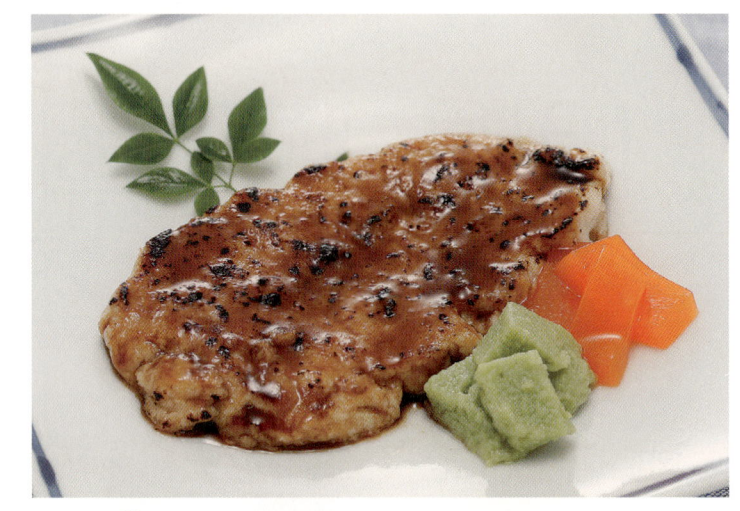

■食品物性
- ❶かたさ(N/m²)：6,685
- ❷凝集性：0.41
- ❸付着性(J/m³)：81

■栄養価（材料記載の1人分）
エネルギー (kcal)	69
水 分 量 (g)	70.9
たんぱく質 (g)	6.3
脂 質 (g)	1.6
炭水化物 (g)	7.4

材料（1人分）

- 鶏もも皮なし小間 …………… 30g
- 塩 ……………………………… 0.3g
- ホワイトペッパー ………… 0.01g
- 酒 ………………………………… 1g
- だし汁（ミキサー用）……… 30g
  　　　　　　　（固形の100%）
- スベラカーゼ ………………… 1.2g
  　　（フードケア　全体量の2%）
- 照焼きのたれ ………………… 5g
- ■付け合わせ
- やさしい素材　温野菜いんげん
  ………………………………… 10g
  　（マルハニチロ食品　冷蔵解凍）
- やわらか野菜　にんじん …… 10g
  　　　　　（カゴメ　冷蔵解凍）

作り方

❶ホテルパンにクッキングシートを敷き，鶏肉を並べ，塩・こしょう・酒をふり，蒸す．→庫内温度確認（料理モード：スチーム／温度：100℃／時間：10分／使用器具：65mm穴あきホテルパン）＊中心温度75℃　1分以上確認

❷❶をミキサーに入れ，だし汁（ミキサー用）・スベラカーゼを加え，1分間ミキシングする．

❸❷をホテルパンに入れ，ふたをして蒸す．→庫内温度確認（料理モード：スチーム／温度：100℃／時間：20分／使用器具：65mmホテルパン）

❹❸の中心温度80℃を確認後，再度ホイッパーで混ぜあわせる．

❺❹をラップをしたバットに流し，ブラストチラーで冷却する．＊30分以内に中心温度20℃以下

❻❺をカットしてたれを塗り，焼き目をつけ，付け合わせとともに器に盛り付け，提供する．

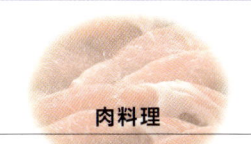

肉料理
鶏肉のみそマヨネーズ焼き

ONE POINT MEMO
鶏肉の物性を測定
物性はL1に相当するが，ミキサーにかけ，ゲル化剤を使用してまとまりやすくした食事であるので，本レシピはL3相当．

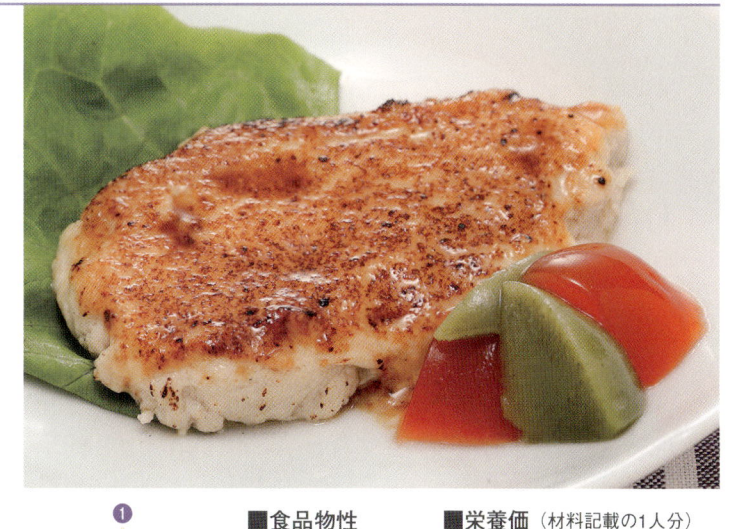

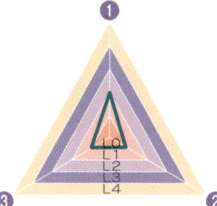

■食品物性

❶かたさ(N/m²)：8,184
❷凝集性：0.40
❸付着性(J/m³)：130

■栄養価（材料記載の1人分）

エネルギー (kcal)	136
水 分 量 (g)	73.4
たんぱく質 (g)	7.1
脂 質 (g)	7.3
炭水化物 (g)	9.8

材料（1人分）

鶏もも皮なし小間 …………… 30g
塩 ……………………………… 0.3g
ホワイトペッパー ………… 0.01g
酒 ……………………………… 1g
だし汁（ミキサー用） ……… 30g
　　　　　　　（固形の100%）
スベラカーゼ ………………… 1.2g
　（フードケア　全体量の2%）
みそマヨネーズソース ……… 15g
　　　　　　　（※L4レシピ参照）

■付け合わせ
やさしい素材　ブロッコリー
　………………………………… 10g
　（マルハニチロ食品　冷蔵解凍）
SF新プチトマトゼリー …… 10g
　（ヤヨイ食品　冷蔵解凍）

作り方

❶ホテルパンにクッキングシート敷き，鶏肉を並べ，塩・こしょう・酒をふり，蒸す．→庫内温度確認（料理モード：スチーム／温度：100℃／時間：10分／使用器具：65mm穴あきホテルパン）＊中心温度75℃　1分以上確認
❷❶をミキサーに入れ，だし汁（ミキサー用）・スベラカーゼを加え，1分間ミキシングする．
❸❷をホテルパンに入れ，ふたをして蒸す．→庫内温度確認（料理モード：スチーム／温度：100℃／時間：20分／使用器具：65mmホテルパン）
❹❸の中心温度80℃を確認後，再度ホイッパーで混ぜあわせる．
❺❹をラップをしたバットに流し，ブラストチラーで冷却する．＊30分以内に中心温度20℃以下
❻❺をカットし，みそマヨネーズソースをのせて焼き目をつけ，付け合わせとともに器に盛り付け，提供する．

肉料理

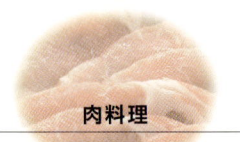

鶏肉の甘酢あんかけ

ONE POINT MEMO
鶏肉の物性を測定
物性はL0に相当するが，ミキサーにかけ，ゲル化剤を使用してまとまりやすくした食事であるので，本レシピはL3相当．

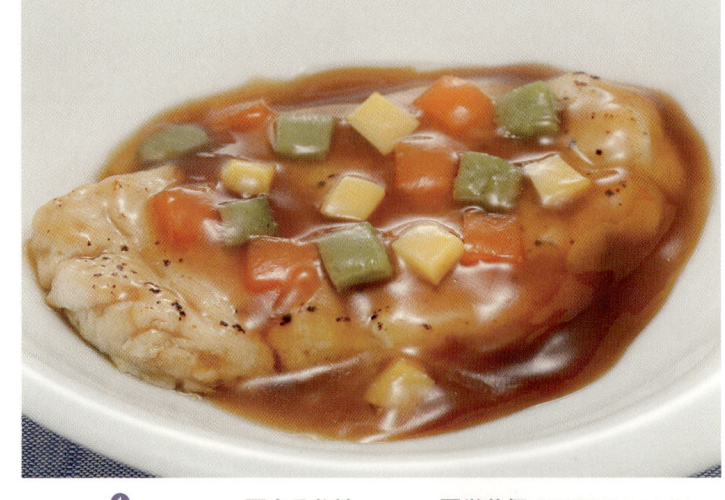

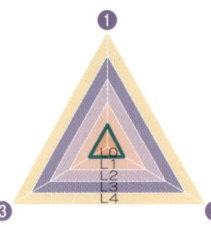

■食品物性
❶かたさ(N/m²)：4,479
❷凝集性：0.40
❸付着性(J/m³)：124

■栄養価（材料記載の1人分）

エネルギー（kcal）	97
水 分 量（g）	99.9
たんぱく質（g）	6.5
脂　　質（g）	1.6
炭水化物（g）	13.5

材料（1人分）

鶏もも皮なし小間‥‥‥‥‥‥30g
塩‥‥‥‥‥‥‥‥‥‥‥‥0.3g
ホワイトペッパー‥‥‥‥‥0.01g
酒‥‥‥‥‥‥‥‥‥‥‥‥‥1g
だし汁（ミキサー用）‥‥‥‥30g
　　　　　　（固形の100％）
スベラカーゼ‥‥‥‥‥‥‥1.2g
　　（フードケア　全体量の2％）
甘酢あん‥‥‥‥‥‥‥‥‥‥50g
　　　　　　（※L4レシピ参照）
やさしい素材　温野菜こまつな
　‥‥‥‥‥‥‥‥‥‥‥‥‥5g
　（マルハニチロ食品　冷蔵解凍）
やわらか野菜　かぼちゃ‥‥‥5g
　　　　　（カゴメ　冷蔵解凍）
やわらか野菜　にんじん‥‥‥5g
　　　　　（カゴメ　冷蔵解凍）

作り方

❶ホテルパンにクッキングシート敷き，鶏肉を並べ，塩・こしょう・酒をふり，蒸す．**→庫内温度確認**（料理モード：スチーム／温度：100℃／時間：10分／使用器具：65mm穴あきホテルパン）＊中心温度75℃・1分以上確認

❷❶をミキサーに入れ，だし汁（ミキサー用）・スベラカーゼを加え，1分間ミキシングする．

❸❷をホテルパンに入れ，ふたをして蒸す．**→庫内温度確認**（料理モード：スチーム／温度：100℃／時間：20分／使用器具：65mmホテルパン）

❹❸の中心温度80℃を確認後，再度ホイッパーで混ぜあわせる．

❺❹をラップをしたバットに流し，ブラストチラーで冷却する．＊30分以内に中心温度20℃以下

❻器に❺をカットして盛り付け，野菜ゼリーをのせて甘酢あんをかけ，提供する．

肉料理
鶏肉のトマト煮

ONE POINT MEMO
鶏肉の物性を測定
物性はL1に相当するが，ミキサーにかけ，ゲル化剤を使用してまとまりやすくした食事であるので，本レシピはL3相当．

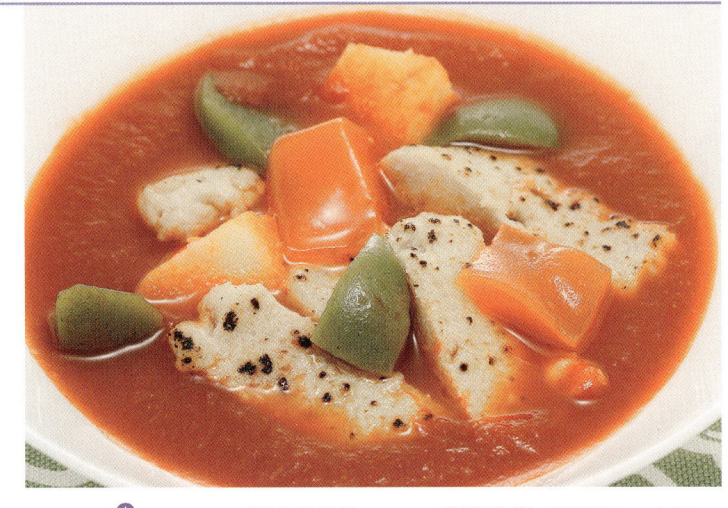

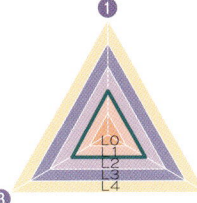

■食品物性
- ❶かたさ(N/m²)：7,164
- ❷凝集性：0.52
- ❸付着性(J/m²)：119

■栄養価（材料記載の1人分）

エネルギー	(kcal)	154
水 分 量	(g)	174.3
たんぱく質	(g)	8.4
脂 質	(g)	2.8
炭水化物	(g)	24.0

材料（1人分）

鶏もも皮なし小間	30g
塩	0.3g
ホワイトペッパー	0.01g
酒	1g
だし汁（ミキサー用）	30g
（固形の100%）	
スベラカーゼ	1.2g
（フードケア　全体量の2%）	
トマトソース	80g
（※L4レシピ参照）	
やさしい素材　温野菜じゃがいも	30g
（マルハニチロ食品　冷蔵解凍）	
やわらか野菜　にんじん	20g
（カゴメ　冷蔵解凍）	
やさしい素材　ブロッコリー	20g
（マルハニチロ食品　冷蔵解凍）	

作り方

❶ホテルパンにクッキングシート敷き，鶏肉を並べ，塩・こしょう・酒をふり，蒸す．→**庫内温度確認**（料理モード：スチーム／温度：100℃／時間：10分／使用器具：65mm穴あきホテルパン）＊中心温度75℃　1分以上確認

❷❶をミキサーに入れ，だし汁（ミキサー用）・スベラカーゼを加え，1分間ミキシングする．

❸❷をホテルパンに入れ，ふたをして蒸す．→**庫内温度確認**（料理モード：スチーム／温度：100℃／時間：20分／使用器具：65mmホテルパン）

❹❸の中心温度80℃を確認後，再度ホイッパーで混ぜあわせる．

❺❹をラップをしたバットに流し，ブラストチラーで冷却する．＊30分以内に中心温度20℃以下

❻カットした❺を温めたトマトソースに入れ，器に盛り付けて野菜ゼリーをちらし，提供する．

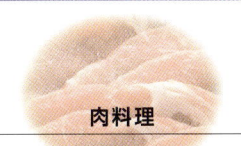

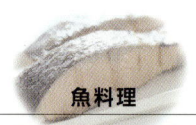

魚料理
白身魚の菜種蒸し

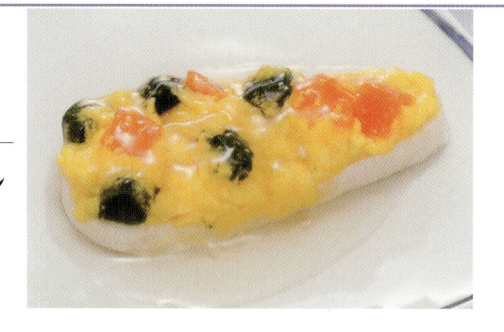

材料（1人分）

たらムース……… 1枚
　　（ヤヨイ食品）
とろっとたまごプレーン
……………… 30g
　（キユーピー　冷蔵
　解凍）
やさしい素材　ほうれ
ん草………… 10g
　（マルハニチロ食品
　冷蔵解凍）
やわらか野菜　にんじ
ん…………… 10g
　（カゴメ　冷蔵解凍）
和風あん………… 30g
　（※L4レシピ参照）

作り方

❶ホテルパンにクッキングシートを敷き，たらムースを並べ，蒸す．→庫内温度確認（料理モード：スチーム／温度：100℃／時間：芯温調理／使用器具：65mm穴あきホテルパン）＊中心温度75℃・1分以上確認
❷ホテルパンにとろっと卵を袋ごと並べ，蒸す．→庫内温度確認（料理モード：スチーム／温度：100℃／時間：20分／使用器具：65mm穴あきホテルパン）＊中心温度75℃・1分以上確認
❸❶を器に盛り付け，❷・ほうれん草ゼリー・にんじんゼリーをのせ，和風あんをかけて提供する．

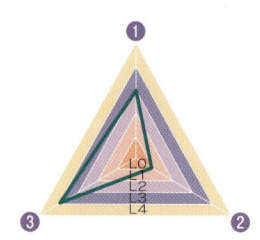

ONE POINT MEMO
たらムースの物性を測定

■食品物性

❶かたさ（N/m²）	：10,472
❷凝集性	：0.46
❸付着性（J/m³）	：628

■栄養価（材料記載の1人分）

エネルギー（kcal）	137
水分量（g）	100.7
たんぱく質（g）	5.7
脂質（g）	8.2
炭水化物（g）	10.8

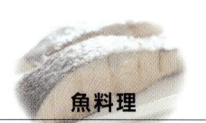

魚料理
鮭のホワイトソースかけ

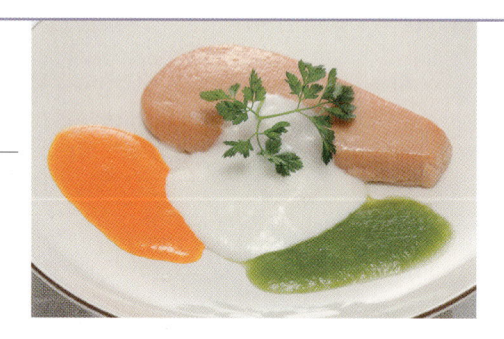

材料（1人分）

鮭ムース………… 1枚
　　（ヤヨイ食品）
ホワイトソース… 20g

作り方

❶ホテルパンにクッキングシートを敷き，鮭ムースを並べ，蒸す．→庫内温度確認（料理モード：スチーム／温度：100℃／時間：10分／使用器具：65mm穴あきホテルパン）＊中心温度75℃・1分以上確認
❷❶を器に盛り付け，ホワイトソースをかけて提供する．

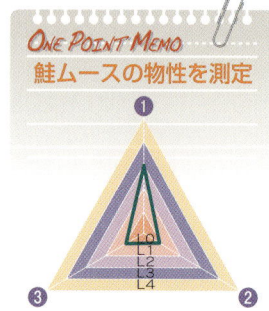

ONE POINT MEMO
鮭ムースの物性を測定

■食品物性

❶かたさ（N/m²）	：10,483
❷凝集性	：0.35
❸付着性（J/m³）	：185

■栄養価（材料記載の1人分）

エネルギー（kcal）	105
水分量（g）	42.3
たんぱく質（g）	5.1
脂質（g）	7.2
炭水化物（g）	4.7

魚料理

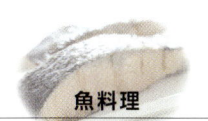

さばのけんちんみそ焼き

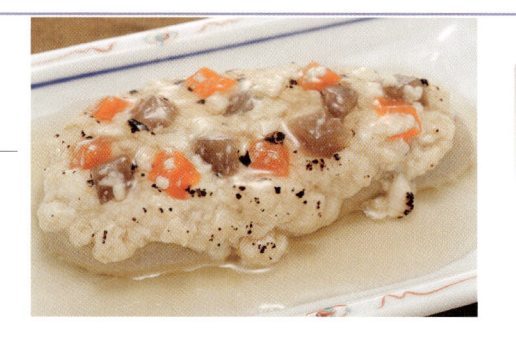

材料（1人分）

- さばムース……… 1枚
  （ヤヨイ食品　冷蔵解凍）
- ■けんちんみそ
- 木綿豆腐………… 2g
  （ボイルし水分をきる）
- みそ……………… 5g
- 砂糖……………… 2g
- 酒………………… 2g
- みりん…………… 1g
- やわらか野菜　にんじん… 5g
  （カゴメ　冷蔵解凍）
- やわらか野菜　ごぼう… 5g
  （カゴメ　冷蔵解凍）

作り方

❶ホテルパンにクッキングシートを敷き，さばムースを並べ，蒸す．→庫内温度確認（料理モード：スチーム／温度：100℃／時間：10分／使用器具：65mm穴あきホテルパン）＊中心温度75℃・1分以上確認

❷器に❶を盛り付け，あわせておいたけんちんみそをのせて焼き目をつけ，野菜ゼリーをのせて提供する．

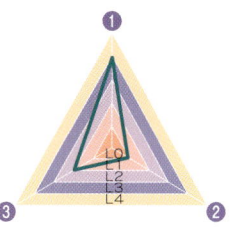

ONE POINT MEMO
さばムースの物性を測定

■食品物性

❶かたさ(N/m²)	12,674
❷凝　集　性	0.39
❸付着性(J/m³)	268

■栄養価（材料記載の1人分）

エネルギー (kcal)	132
水 分 量 (g)	55.3
たんぱく質 (g)	6.5
脂 質 (g)	7.4
炭水化物 (g)	9.1

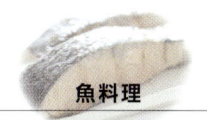

魚料理　かれいの野菜あんかけ

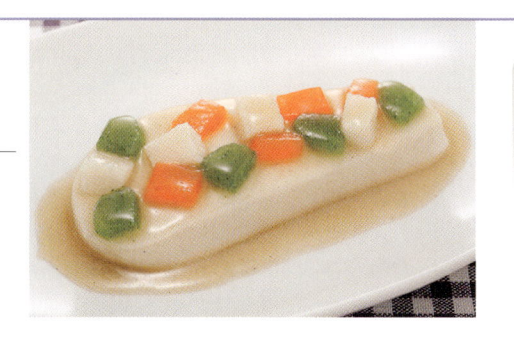

材料（1人分）

- かれいムース…… 1枚
  （ヤヨイ食品）
- 中華あん………… 20g
  （※L4レシピ参照）
- ■付け合わせ
- やさしい素材　温野菜　れんこん……… 10g
  （マルハニチロ食品　冷蔵解凍）
- やわらか野菜　にんじん… 10g
  （カゴメ　冷蔵解凍）
- はくさいゼリー… 10g
  （※L3レシピ参照）

作り方

❶ホテルパンにクッキングシートを敷き，かれいムースを並べ，蒸す．→庫内温度確認（料理モード：スチーム／温度：100℃／時間：10分／使用器具：65mm穴あきホテルパン）＊中心温度75℃・1分以上確認

❷❶を器に盛り付け，野菜ゼリーをのせ，あんをかけて提供する．

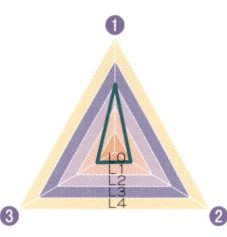

ONE POINT MEMO
かれいムースの物性を測定

■食品物性

❶かたさ(N/m²)	10,043
❷凝　集　性	0.36
❸付着性(J/m³)	148

■栄養価（材料記載の1人分）

エネルギー (kcal)	111
水 分 量 (g)	87.8
たんぱく質 (g)	3.9
脂 質 (g)	6.6
炭水化物 (g)	9.7

魚料理
あじの南蛮漬け

ONE POINT MEMO
あじの物性を測定

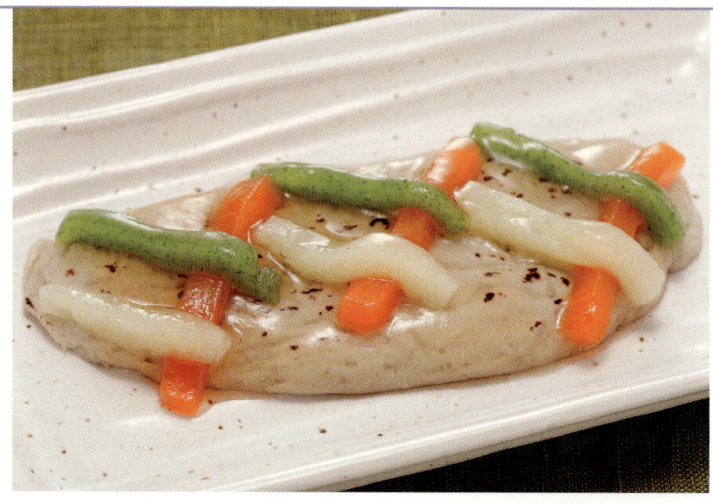

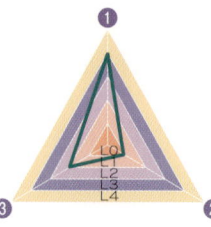

■食品物性
- ❶かたさ(N/m²)：13,750
- ❷凝集性：0.39
- ❸付着性(J/m³)：390

■栄養価（材料記載の1人分）

エネルギー (kcal)	74
水　分　量 (g)	75.9
たんぱく質 (g)	6.5
脂　　　質 (g)	2.1
炭水化物 (g)	6.8

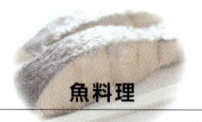

材料（1人分）

あじ（60g）	30g
塩	0.3g
ホワイトペッパー	0.01 g
酒	1g
だし汁（ミキサー用）	30g
（固形の100%）	
スベラカーゼ	1.2g
（フードケア　全体量の2％）	
南蛮漬け調味料	30g
（※L4レシピ参照）	
とろみ剤	0.5g

作り方

❶ホテルパンにクッキングシート敷き，あじを並べて塩・こしょう・酒をふり，蒸す．→**庫内温度確認**（料理モード：スチーム／温度：100℃／時間：10分／使用器具：65mm穴あきホテルパン）＊中心温度75℃・1分以上確認

❷❶をミキサーに入れ，だし汁（ミキサー用）・スベラカーゼを加え，1分間ミキシングする．

❸❷をホテルパンに入れ，ふたをして蒸す．→**庫内温度確認**（料理モード：スチーム／温度：100℃／時間：20分／使用器具：65mmホテルパン）

❹❸の中心温度80℃を確認後，再度ホイッパーで混ぜあわせる．

❺❹をラップをしたバットに流し，ブラストチラーで冷却する．＊30分以内に中心温度20℃以下

❻器に❺を盛り付け，とろみ剤を加えてあわせた南蛮漬け調味料をかけ，提供する．

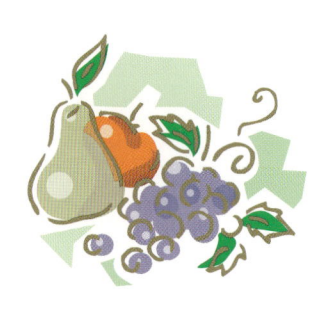

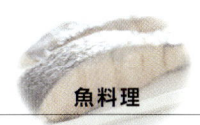

魚料理
あじのおろしあんかけ

ONE POINT MEMO
あじの物性を測定
物性はL1に相当するが，ミキサーにかけ，ゲル化剤を使用してまとまりやすくした食事であるので，本レシピはL3相当．

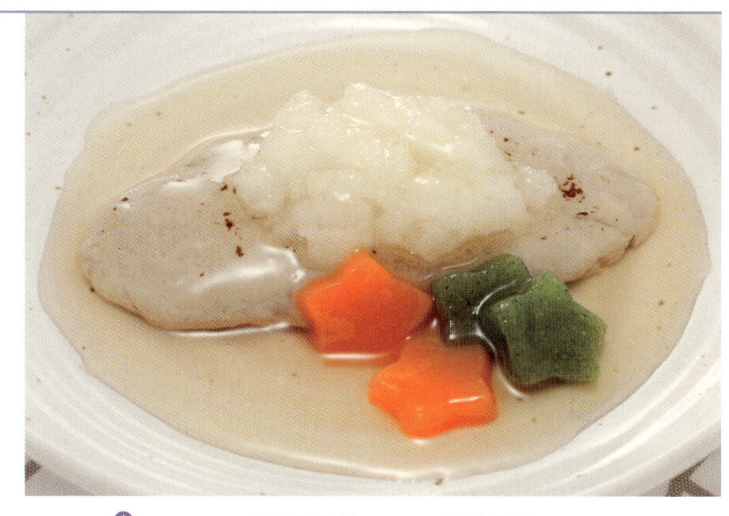

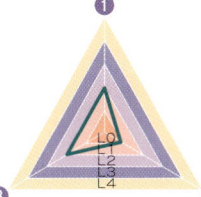

■食品物性
- ❶かたさ(N/m²)：8,262
- ❷凝集性：0.41
- ❸付着性(J/m²)：261

■栄養価（材料記載の1人分）

エネルギー（kcal）	83
水　分　量（g）	146.1
たんぱく質（g）	6.8
脂　　質（g）	1.1
炭水化物（g）	12.1

材料（1人分）

- あじ（60g） ……………… 30g
- 塩 ………………………… 0.3g
- ホワイトペッパー ……… 0.01g
- 酒 ………………………… 1g
- だし汁（ミキサー用） …… 30g
  - （固形の100%）
- スベラカーゼ …………… 1.2g
  - （フードケア　全体量の2%）
- おろしあん ……………… 60g
  - （※L4レシピ参照）

■付け合わせ
- 新やさしい素材　にんじん
  - ……………………………… 5g
  - （マルハニチロ食品　冷蔵解凍）
- やさしい素材　ほうれん草… 5g
  - （マルハニチロ食品　冷蔵解凍）

作り方

❶ホテルパンにクッキングシート敷き，あじを並べて塩・こしょう・酒をふり，蒸す．→庫内温度確認（料理モード：スチーム／温度：100℃／時間：10分／使用器具：65mm穴あきホテルパン）＊中心温度75℃・1分以上確認

❷❶をミキサーに入れ，だし汁（ミキサー用）・スベラカーゼを加え，1分間ミキシングする．

❸❷をホテルパンに入れ，ふたをして蒸す．→庫内温度確認（料理モード：スチーム／温度：100℃／時間：20分／使用器具：65mmホテルパン）

❹❸の中心温度80℃を確認後，再度ホイッパーで混ぜあわせる．

❺❹をラップをしたバットに流し，ブラストチラーで冷却する．＊30分以内に中心温度20℃以下

❻器に❺を付け合わせとともに盛り付け，おろしあんをかけて提供する．

魚料理
鮭の照焼き

ONE POINT MEMO
鮭の物性を測定
物性はL2に相当するが，ミキサーにかけ，ゲル化剤を使用してまとまりやすくした食事であるので，本レシピはL3相当．

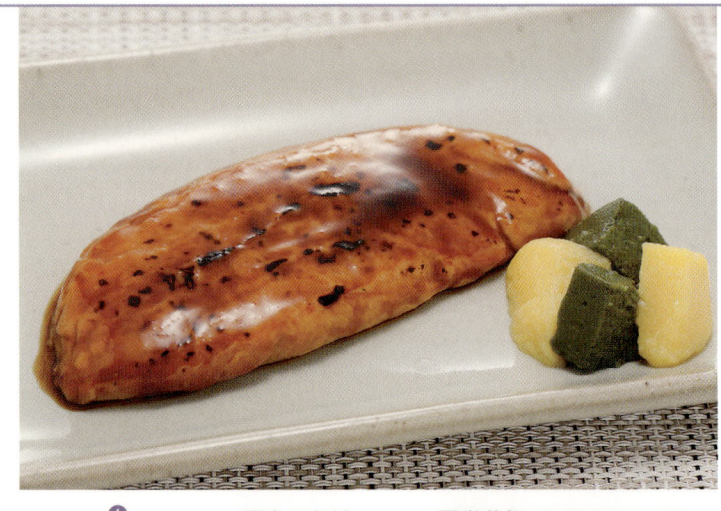

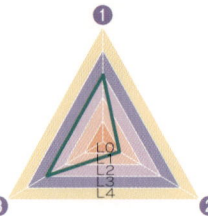

■食品物性
① かたさ(N/m²)：11,820
② 凝集性：0.34
③ 付着性(J/m²)：464

■栄養価（材料記載の1人分）
エネルギー (kcal)	83
水 分 量 (g)	67.5
たんぱく質 (g)	7.5
脂 質 (g)	2.3
炭水化物 (g)	8.7

材料（1人分）

骨抜き秋鮭（60g）………… 30g
塩…………………………… 0.3g
ホワイトペッパー………… 0.01 g
酒…………………………… 1g
だし汁（ミキサー用）……… 30g
　　　　　　　（固形の100%）
スベラカーゼ……………… 1.2g
　（フードケア　全体量の2%）
照焼きたれ………………… 5g
■付け合わせ
やさしい素材　温野菜こまつな
………………………………10g
　（マルハニチロ食品　冷蔵解凍）
やさしい素材　温野菜さつまいも
………………………………10g
　（マルハニチロ食品　冷蔵解凍）

作り方

❶ホテルパンにクッキングシート敷き，鮭を並べて塩・こしょう・酒をふり，蒸す．→**庫内温度確認**（料理モード：スチーム／温度：100℃／時間：10分／使用器具：65mm穴あきホテルパン）＊中心温度75℃・1分以上確認
❷①をミキサーに入れ，だし汁（ミキサー用）・スベラカーゼを加え，1分間ミキシングする．
❸②をホテルパンに入れ，ふたをして蒸す．→**庫内温度確認**（料理モード：スチーム／温度：100℃／時間：20分／使用器具：65mmホテルパン）
❹③の中心温度80℃を確認後，再度ホイッパーで混ぜあわせる．
❺④をラップをしたバットに流し，ブラストチラーで冷却する．＊30分以内に中心温度20℃以下
❻⑤にたれを塗り，器に付け合わせとともに盛り付け，提供する．

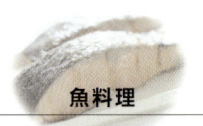

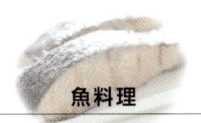

魚料理
鮭のホワイトソースかけ

ONE POINT MEMO
鮭の物性を測定

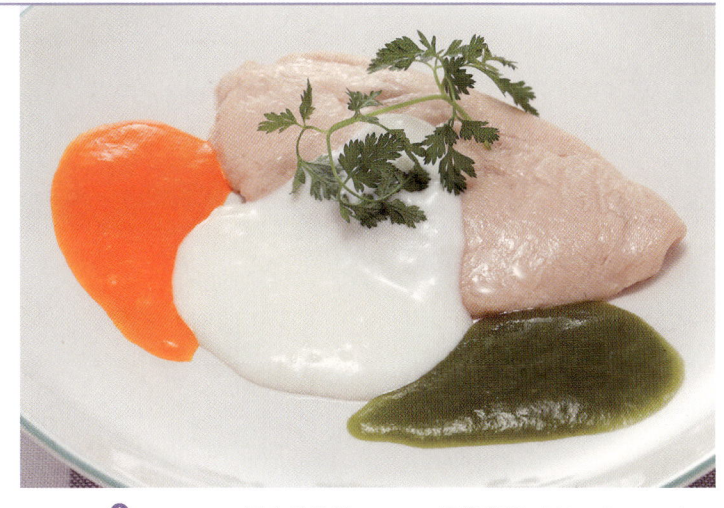

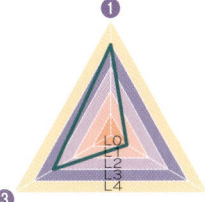

■食品物性
- ❶ かたさ(N/m²)：12,674
- ❷ 凝集性：0.42
- ❸ 付着性(J/m³)：670

■栄養価（材料記載の1人分）

エネルギー	(kcal)	66
水 分 量	(g)	69.0
たんぱく質	(g)	7.1
脂 質	(g)	2.6
炭水化物	(g)	2.8

材料（1人分）

- 骨抜き秋鮭（60g）………… 30g
- 塩…………………………… 0.3g
- ホワイトペッパー………… 0.01g
- 酒…………………………… 1g
- だし汁（ミキサー用）……… 30g
  （固形の100％）
- スベラカーゼ……………… 1.2g
  （フードケア　全体量の2％）
- ホワイトソース…………… 20g

作り方

❶ホテルパンにクッキングシート敷き，鮭を並べて塩・こしょう・酒をふり，蒸す．→庫内温度確認（料理モード：スチーム／温度：100℃／時間：10分／使用器具：65mm穴あきホテルパン）＊中心温度75℃・1分以上確認

❷❶をミキサーに入れ，だし汁（ミキサー用）・スベラカーゼを加え，1分間ミキシングする．

❸❷をホテルパンに入れ，ふたをして蒸す．→庫内温度確認（料理モード：スチーム／温度：100℃／時間：20分／使用器具：65mmホテルパン）

❹❸の中心温度80℃を確認後，再度ホイッパーで混ぜあわせる．

❺❹をラップをしたバットに流し，ブラストチラーで冷却する．＊30分以内に中心温度20℃以下

❻器に❺を盛り付け，ホワイトソースをかけて提供する．

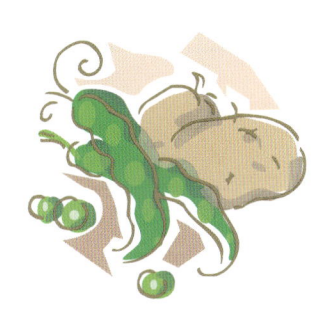

L3―魚料理

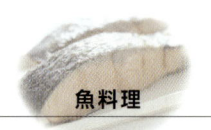

魚料理
鮭のちゃんちゃん焼き

ONE POINT MEMO
鮭の物性を測定

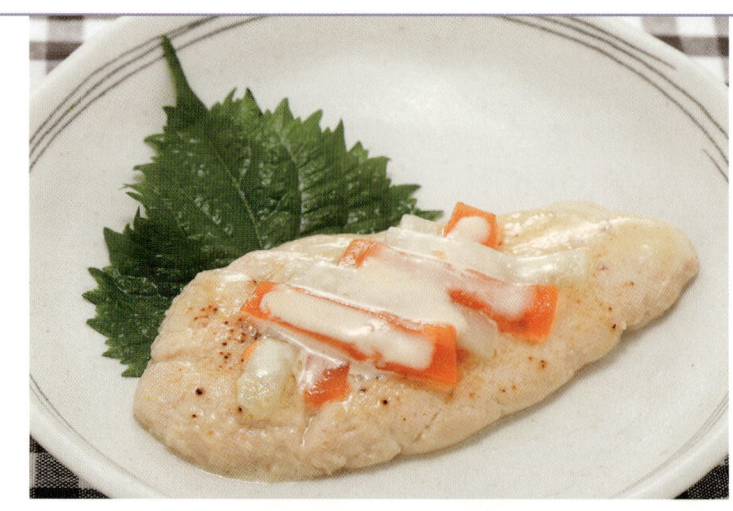

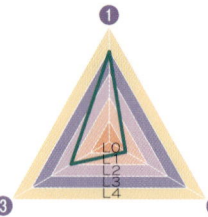

■食品物性
① かたさ(N/m²)：12,086
② 凝集性：0.40
③ 付着性(J/m²)：389

■栄養価（材料記載の1人分）

エネルギー (kcal)	74
水 分 量 (g)	74.1
たんぱく質 (g)	7.6
脂 質 (g)	1.6
炭水化物 (g)	6.9

材料（1人分）

骨抜き秋鮭（60g）………… 30g
塩………………………… 0.3g
ホワイトペッパー………… 0.01g
酒………………………… 1g
だし汁（ミキサー用）……… 30g
　　　　　　　（固形の100％）
スベラカーゼ…………… 1.2g
　　（フードケア　全体量の2％）
■みそだれ（10g）
　白みそ………………… 5g
　そばつゆ……………… 3g
　酒……………………… 2g
新やさしい素材　キャベツ
………………………… 10g
　（マルハニチロ食品　冷蔵解凍）
やわらか野菜　にんじん…… 10g
　　　　　（カゴメ　冷蔵解凍）

作り方

❶ホテルパンにクッキングシート敷き，鮭を並べて塩・こしょう・酒をふり，蒸す．→庫内温度確認（料理モード：スチーム／温度：100℃／時間：10分／使用器具：65mm穴あきホテルパン）＊中心温度75℃・1分以上確認

❷❶をミキサーに入れ，だし汁（ミキサー用）・スベラカーゼを加え，1分間ミキシングする．

❸❷をホテルパンに入れ，ふたをして蒸す．→庫内温度確認（料理モード：スチーム／温度：100℃／時間：20分／使用器具：65mmホテルパン）

❹❸の中心温度80℃を確認後，再度ホイッパーで混ぜあわせる．

❺❹をラップをしたバットに流し，ブラストチラーで冷却する．＊30分以内に中心温度20℃以下

❻みそだれを❺にのせて焼き目をつけ，キャベツゼリー・にんじんゼリーをのせて提供する．

豆腐料理
ごま入り豆腐

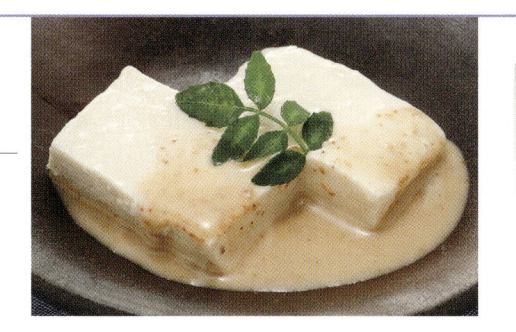

材料（1人分）

にがり付豆腐用豆乳
　………… 100g
　（フードケミファ）
にがり………… 1.3g
練りごま………… 10g
　（分量内の豆乳でのばしておく）
ごまだれ………… 10g

作り方

❶ホテルパンに，にがりを入れ，豆乳をいっきに流し込み，ホイッパーで混ぜあわせる．練りごまも一緒に混ぜあわせ，ふたをして蒸す．→庫内温度確認（料理モード：バイオ／温度：90℃／時間：30分／使用器具：65mmホテルパン）＊中心温度75℃・1分以上確認
❷器に盛り付け，ごまだれをかけて提供する．

ONE POINT MEMO
物性はL1に相当するが，不均質な物性の食事であるので，本レシピはL3相当．

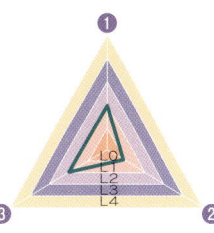

■食品物性

❶かたさ(N/m²)	: 5,718
❷凝集性	: 0.47
❸付着性(J/m³)	: 313

■栄養価（材料記載の1人分）

エネルギー (kcal)	133
水分量 (g)	97.2
たんぱく質 (g)	6.3
脂質 (g)	9.1
炭水化物 (g)	6.0

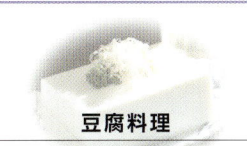

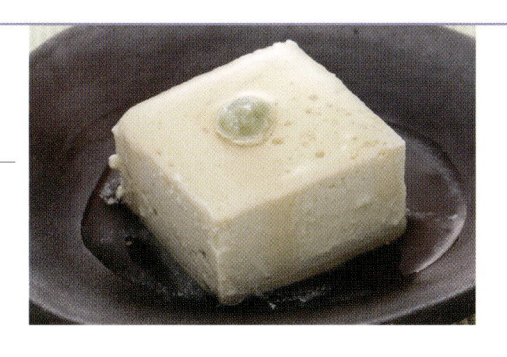

豆腐料理
枝豆豆腐

材料（1人分）

にがり付豆腐用豆乳
　………… 50g
　（フードケミファ）
にがり………… 0.65g
枝豆ピューレ…… 15g
　（カゴメ　冷蔵解凍）
だし割りしょうゆ
　………… 5g
とろみ剤……… 0.1g

作り方

❶枝豆ピューレと豆乳を混ぜあわせる．
❷ホテルパンに，にがりを入れ，❶をいっきに流し入れる．ホイッパーでよく混ぜあわせる．
❸❶と❷をあわせ，ふたをして蒸す．→庫内温度確認（料理モード：バイオ／温度：90℃／時間：30分／使用器具：65mmホテルパン）＊中心温度75℃・1分以上確認
❹器に盛り付け，とろみ剤を加えてあわせただし割りしょうゆをかけて提供する．

ONE POINT MEMO
物性はL0に相当するが，不均質な物性の食事なので，L3相当．

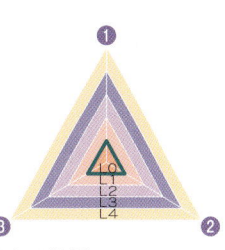

■食品物性

❶かたさ(N/m²)	: 2,414
❷凝集性	: 0.42
❸付着性(J/m³)	: 130

■栄養価（材料記載の1人分）

エネルギー (kcal)	39
水分量 (g)	61.7
たんぱく質 (g)	3.1
脂質 (g)	1.7
炭水化物 (g)	2.9

L3—魚料理／豆腐料理

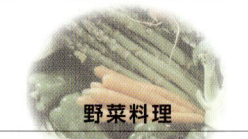

野菜料理
はくさいとにんじんのお浸し

ONE POINT MEMO
はくさいの物性を測定
物性はL0に相当するが，ミキサーにかけ，ゲル化剤を使用してまとまりやすくした食事であるので，本レシピはL3相当．

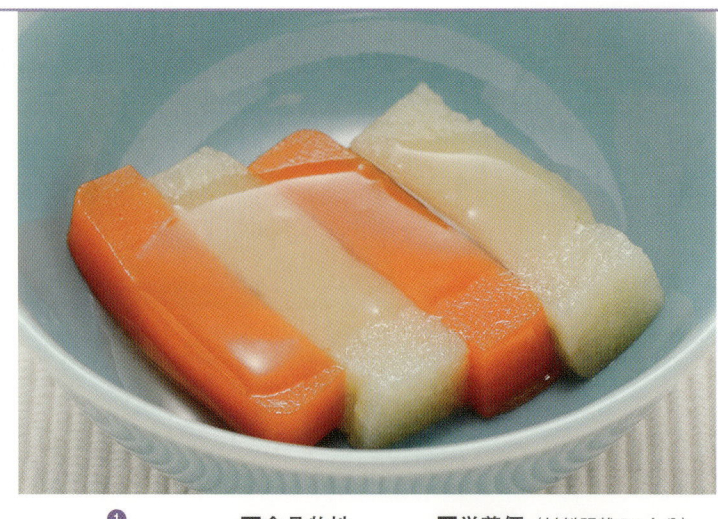

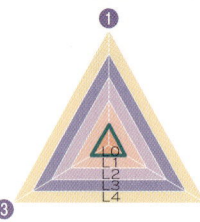

■食品物性
① かたさ(N/m²)：3,787
② 凝集性：0.40
③ 付着性(J/m³)：125

■栄養価（材料記載の1人分）
エネルギー (kcal)	19
水分量 (g)	55.3
たんぱく質 (g)	0.5
脂質 (g)	0.1
炭水化物 (g)	4.4

材料（1人分）
- はくさい……………………30g
- スベラカーゼ………………0.6g
  （フードケア　全体量の2％）
- やわらか野菜　にんじん……10g
  （カゴメ　冷蔵解凍）
- だし割りしょうゆ……………5g
- とろみ剤………………………0.1g

作り方
❶ ホテルパンにクッキングシートを敷き，はくさいを平らに並べ，蒸す．→庫内温度確認（料理モード：スチーム／温度：100℃／時間：10分／使用器具：65mm穴あきホテルパン）＊中心温度75℃・1分以上確認
❷ ❶をミキサーに入れ，スベラカーゼを加え，1分間ミキシングする．
❸ ❷をホテルパンに入れ，ふたをして蒸す．→庫内温度確認（料理モード：スチーム／温度：100℃／時間：20分／使用器具：65mmホテルパン）
❹ ❸の中心温度80℃を確認後，再度ホイッパーで混ぜあわせる．
❺ ❹をラップをしたバットに流し，ブラストチラーで冷却する．＊30分以内に中心温度20℃以下
❻ ❺をカットして器に盛り付け，とろみ剤を加えてあわせただし割りしょうゆをかけて提供する．

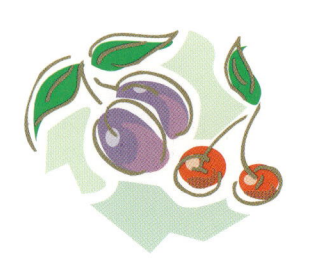

野菜料理
はくさいの中華あんかけ

ONE POINT MEMO
はくさいの物性を測定
物性はL0に相当するが，ミキサーにかけ，ゲル化剤を使用してまとまりやすくした食事であるので，本レシピはL3相当．

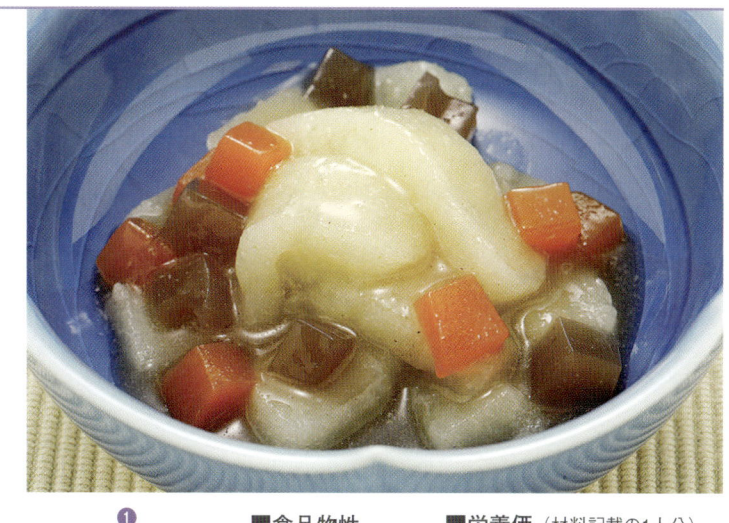

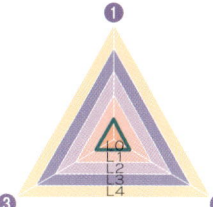

■食品物性

① かたさ(N/m²)：2,482
② 凝集性：0.46
③ 付着性(J/m³)：112

■栄養価（材料記載の1人分）

エネルギー（kcal）	19
水 分 量（g）	71.9
たんぱく質（g）	0.3
脂　　質（g）	0.1
炭水化物（g）	4.4

材料（1人分）

はくさい	45g
スベラカーゼ	0.9g
（フードケア　全体量の2％）	
やわらか野菜　にんじん	5g
（カゴメ　冷蔵解凍）	
やわらか野菜　しいたけ	5g
（カゴメ　冷蔵解凍）	

■**中華あん**（あわせておく）

しょうゆ	0.2g
中華スープの素	0.5g
水	20g
片栗粉	0.6g
溶き水	1.2g

作り方

❶ ホテルパンにクッキングシートを敷き，はくさいを平らに並べ，蒸す．→**庫内温度確認**（料理モード：スチーム／温度：100℃／時間：10分／使用器具：65mm穴あきホテルパン）＊中心温度75℃・1分以上確認

❷ ❶をミキサーに入れ，スベラカーゼを加えて1分間ミキシングする．

❸ ❷をホテルパンに入れ，ふたをして蒸す．→**庫内温度確認**（料理モード：スチーム／温度：100℃／時間：20分／使用器具：65mmホテルパン）

❹ ❸の中心温度80℃を確認後，再度ホイッパーで混ぜあわせる．

❺ ❹をラップをしたバットに流し，ブラストチラーで冷却する．＊30分以内に中心温度20℃以下

❻ ❺をカットして器に盛り付け，野菜ゼリーをのせ，中華あんをかけて提供する．

野菜料理
なすのみそ田楽

ONE POINT MEMO
なすの物性を測定
物性はL1に相当するが，ミキサーにかけ，ゲル化剤を使用してまとまりやすくした食事であるので，本レシピはL3相当．

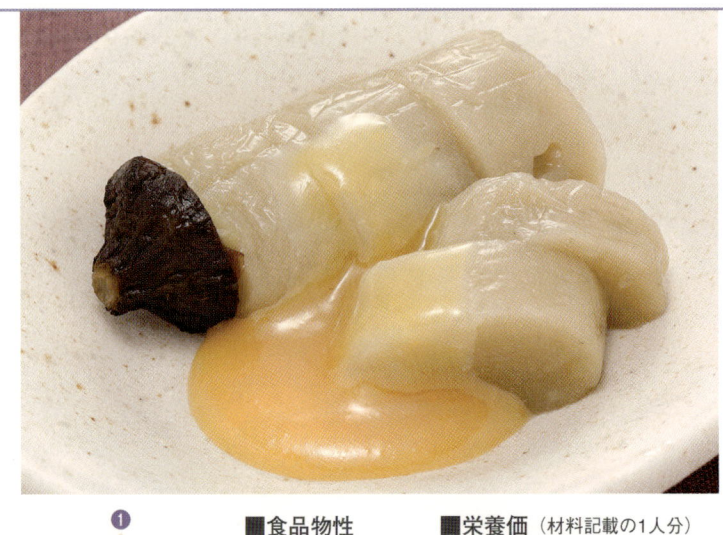

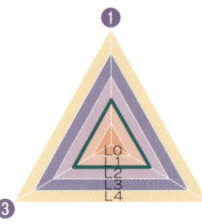

■食品物性
① かたさ(N/m²)：3,397
② 凝集性：0.50
③ 付着性(J/m²)：126

■栄養価（材料記載の1人分）
エネルギー	(kcal)	58
水 分 量	(g)	49.1
たんぱく質	(g)	1.0
脂 質	(g)	0.3
炭水化物	(g)	12.2

材料（1人分）

冷）焼きなす……………… 45g
　　　　　　　　（冷蔵解凍）
スベラカーゼ……………… 0.9g
　　（フードケア　全体量の2％）
田楽みそ…………………… 10g
　　　　　　（※L4のレシピ参照）

作り方

❶ホテルパンにクッキングシート敷き，なすを平らに並べて蒸す．→庫内温度確認（料理モード：スチーム／温度100℃／時間10分／使用器具65mm穴あきホテルパン）＊中心温度75℃・1分以上確認
❷❶をミキサーに入れ，スベラカーゼを加え，1分間ミキシングする．
❸❷をホテルパンに入れ，ふたをして蒸す．→庫内温度確認（料理モード：スチーム／温度：100℃／時間：20分／使用器具：65mmホテルパン）
❹❸の中心温度80℃を確認後，再度ホイッパーで混ぜあわせる．
❺❹をラップをしたバットに流し，ブラストチラーで冷却する．＊30分以内に中心温度20℃以下
❻❺をカットして器に盛り付け，田楽みそをかけて提供する．

野菜料理

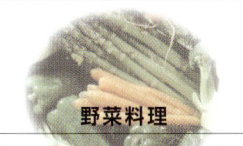

きゅうりとわかめの酢の物

ONE POINT MEMO
きゅうりの物性を測定
物性はL0に相当するが，ミキサーにかけ，ゲル化剤を使用してまとまりやすくした食事であるので，本レシピはL3相当．

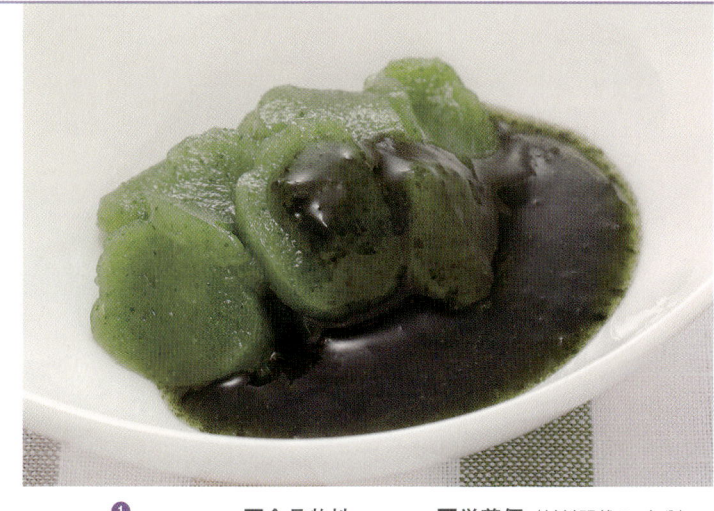

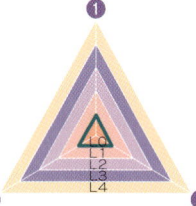

■食品物性
- ❶かたさ(N/m²)：3,923
- ❷凝集性：0.45
- ❸付着性(J/m³)：116

■栄養価（材料記載の1人分）

エネルギー（kcal）	18
水　分　量（g）	48.8
たんぱく質（g）	0.6
脂　　質（g）	0.1
炭水化物（g）	4.2

材料（1人分）

- きゅうり……………………… 30g
- スベラカーゼ……………… 0.6g
  （フードケア　全体量の2％）
- わかめ……………………… 0.5g
  （水でもどしておく）
- 甘酢………………………… 8g
  （※L4レシピ参照）

作り方

❶鍋に沸騰した湯にわかめを入れて3分加熱し，消毒したザルにあける．
　＊中心温度75℃・1分以上確認
❷鍋に沸騰した湯にきゅうりを入れて5分加熱し，消毒したザルにあける．＊中心温度75℃・1分以上確認
❸❷をミキサーに入れ，スベラカーゼを加え，1分間ミキシングする．
❹❸をホテルパンに入れ，ふたをして蒸す．→**庫内温度確認**（料理モード：スチーム／温度：100℃／時間：20分／使用器具：65mmホテルパン）
❺❹の中心温度80℃を確認後，再度ホイッパーで混ぜあわせる．
❻❺をラップをしたバットに流し，ブラストチラーで冷却する．＊30分以内に中心温度20℃以下
❼❶をブラストチラーで冷却する．＊30分以内に中心温度20℃以下
❽❼と甘酢をミキサーにかける．
❾❻をカットして器に盛り付け，❽をかけて提供する．

野菜料理

きゅうりの バンバンジー サラダ

ONE POINT MEMO
きゅうりの物性を測定
物性はL0に相当するが，ミキサーにかけ，ゲル化剤を使用してまとまりやすくした食事であるので，本レシピはL3相当．

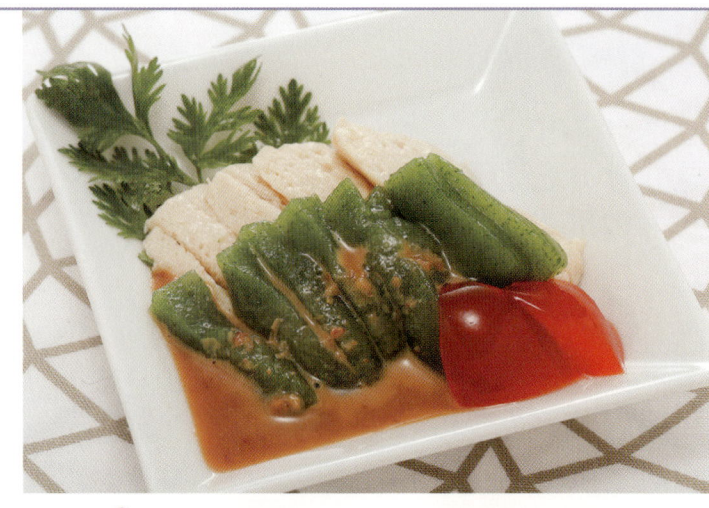

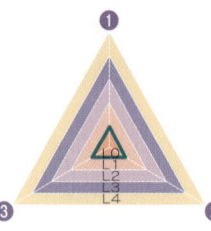

■食品物性
- ❶かたさ(N/m²)：4,230
- ❷凝集性：0.38
- ❸付着性(J/m³)：106

■栄養価（材料記載の1人分）

エネルギー (kcal)	52
水 分 量 (g)	76.2
たんぱく質 (g)	3.8
脂 質 (g)	2.2
炭水化物 (g)	3.8

材料（1人分）

- きゅうり……………………30g
- スベラカーゼ………………0.6g
  （フードケア　全体量の2％）
- 鶏肉のゼリー………………30g
  （※L3レシピ参照）
- 棒々鶏ドレッシング………10g

作り方

❶ホテルパンにクッキングシートを敷き，鶏肉のゼリーを流し，平らにし，蒸す．→庫内温度確認（料理モード：スチーム／温度：100℃／時間：芯温調理／使用器具：65mm穴あきホテルパン）＊中心温度75℃・1分以上確認

❷鍋に沸騰した湯にきゅうりを入れて5分加熱し，消毒したザルにあける．＊中心温度75℃・1分以上確認

❸❷をミキサーに入れ，スベラカーゼを加え，1分間ミキシングする．

❹❸をホテルパンに入れ，ふたをして蒸す．→庫内温度確認（料理モード：スチーム／温度：100℃／時間：20分／使用器具：65mmホテルパン）

❺❹の中心温度80℃を確認後，再度ホイッパーで混ぜあわせる．

❻❺をラップをしたバットに流し，ブラストチラーで冷却する．＊30分以内に中心温度20℃以下

❼❻をカットして器に盛り付け，ドレッシングをかけて提供する．

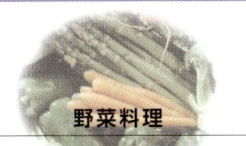

野菜料理
ほうれんそうの白和え

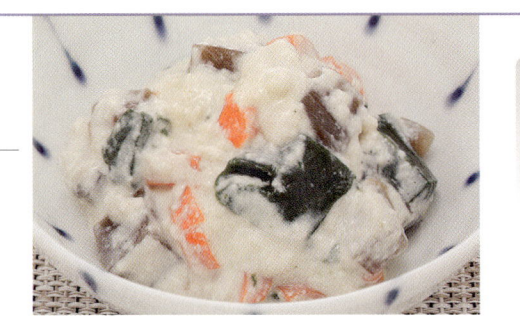

ONE POINT MEMO
ほうれん草の物性を測定
L0に相当するが，ミキサーにかけ，ゲル化剤でまとまりやすくした食事であるので，L3相当．

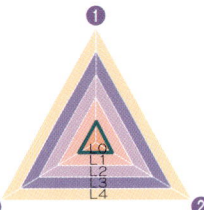

材料（1人分）

- ほうれん草ピューレ … 30g
  （カゴメ　冷蔵解凍）
- 水（ピューレの50％）… 15g
- スベラカーゼ … 0.9g
  （フードケア　全体量の2％）
- やわらか野菜　しいたけ … 10g
  （カゴメ　冷蔵解凍）
- やわらか野菜　にんじん … 10g
  （カゴメ　冷蔵解凍）
- 白和えの素 … 20g

作り方

❶ ほうれん草ピューレと水・スベラカーゼをボールに入れ，ホイッパーで混ぜあわせる．
❷ ❶をアルミホイルでふたをし，スチームコンベクションオーブンで蒸す．→庫内温度確認
（料理モード：スチーム／温度：100℃／時間：20分／使用器具：直径200mmボール）
❸ ❷の中心温度80℃を確認後，再度ホイッパーで混ぜあわせる．
❹ ❸をラップをしたバットに流し，ブラストチラーで冷却する．
＊30分以内に中心温度20℃以下
❺ ❹をカットして各ゼリーとともに白和えの素で和え，器に盛り付けて提供する．

■食品物性

① かたさ（N/m²）：3,621
② 凝集性：0.48
③ 付着性（J/m³）：72

■栄養価（材料記載の1人分）

エネルギー（kcal）	70
水分量（g）	71.1
たんぱく質（g）	2.2
脂質（g）	3.2
炭水化物（g）	8.4

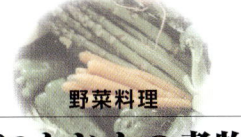

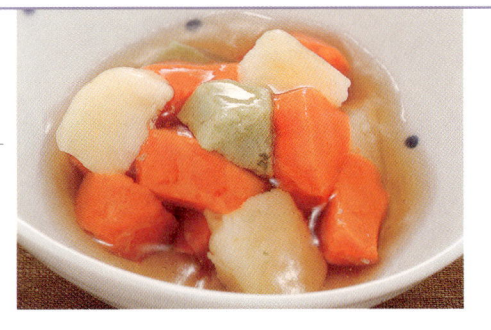

野菜料理
にんじんの煮物

ONE POINT MEMO
にんじんの物性を測定
物性はL1に相当するが，ミキサーにかけ，ゲル化剤でまとまりやすくした食事であるので，L3相当．

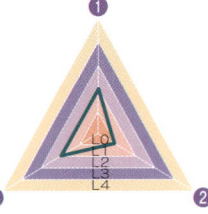

材料（1人分）

- にんじんピューレ … 30g
  （カゴメ　冷蔵解凍）
- 水（ピューレの50％）… 15g
- スベラカーゼ … 0.9g
  （フードケア　総量の2％）
- やさしい素材　温野菜じゃがいも … 20g
  （マルハニチロ食品　冷蔵解凍）
- やさしい素材　温野菜いんげん … 10g
  （マルハニチロ食品　冷蔵解凍）
- 煮物つゆ … 5g
- 水 … 15g
- とろみ剤 … 0.3g

作り方

❶ にんじんピューレと水・スベラカーゼをボールに入れ，ホイッパーで混ぜあわせる．
❷ ❶をアルミホイルでふたをし，スチームコンベクションオーブンで蒸す．→庫内温度確認
（料理モード：スチーム／温度：100℃／時間：20分／使用器具：直径200mmボール）
❸ ❷の中心温度80℃を確認後，再度ホイッパーで混ぜあわせる．
❹ ❸をラップをしたバットに流し，ブラストチラーで冷却する．
＊30分以内に中心温度20℃以下
❺ ❹を各ゼリーとともに乱切りにして器に盛り付け，つゆをかけて提供する．

■食品物性

① かたさ（N/m²）：6,420
② 凝集性：0.48
③ 付着性（J/m³）：248

■栄養価（材料記載の1人分）

エネルギー（kcal）	61
水分量（g）	80.1
たんぱく質（g）	1.2
脂質（g）	1.4
炭水化物（g）	12.7

野菜料理
かぼちゃサラダ

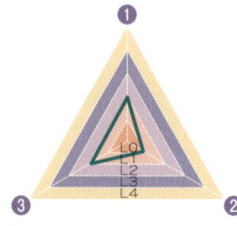

材料（1人分）

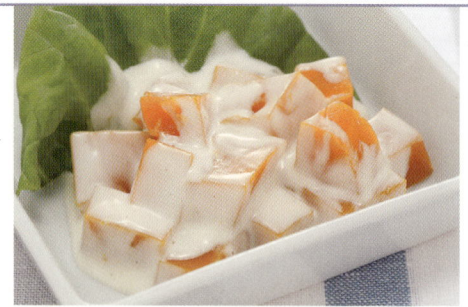

- かぼちゃピューレ ……………… 30g
  （カゴメ 冷蔵解凍）
- 水（ピューレの50%）… 15g
- スベラカーゼ… 0.9g
  （フードケア 全体量の2%）
- マヨネーズ……… 8g

作り方

❶ かぼちゃピューレと水・スベラカーゼをボールに入れ，ホイッパーで混ぜあわせる．

❷ ❶をアルミホイルでふたをし，スチームコンベクションオーブンで蒸す．→庫内温度確認（料理モード：スチーム／温度100℃／時間20分／使用器具：直径200mmボール）

❸ ❷の中心温度80℃を確認後，再度ホイッパーで混ぜあわせる．

❹ ❸をラップをしたバットに流し，ブラストチラーで冷却する．
＊30分以内に中心温度20℃以下

❺ ❹をカットしてマヨネーズと混ぜ，器に盛り付け，提供する．

ONE POINT MEMO
かぼちゃの物性を測定
物性はL1だが，ミキサーにかけ，ゲル化剤でまとまりやすくした食事なのでL3相当．

■食品物性
- ❶ かたさ（N/m²）：6,045
- ❷ 凝 集 性：0.49
- ❸ 付着性（J/m³）：219

■栄養価（材料記載の1人分）

エネルギー（kcal）	84
水　分　量（g）	39.8
たんぱく質（g）	0.8
脂　　　質（g）	6.1
炭 水 化 物（g）	6.7

野菜料理
かぼちゃのいとこ煮

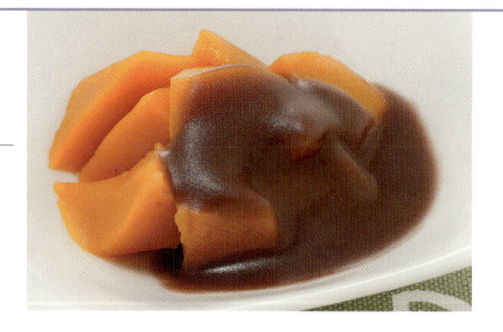

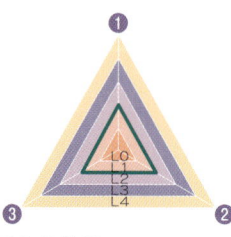

材料（1人分）

- かぼちゃピューレ… 30g
  （カゴメ 冷蔵解凍）
- 水（ピューレの50%）… 15g
- スベラカーゼ… 0.9g
  （フードケア 全体量の2%）
- 煮物つゆ………… 5g
- 水………………… 15g
- とろみ剤……… 0.3g
- ■こしあん
- こしあん………10g
- 水………………… 6g
- とろみ剤……… 0.2g

作り方

❶ かぼちゃピューレと水・スベラカーゼをボールに入れ，ホイッパーで混ぜあわせる．

❷ ❶をアルミホイルでふたをし，スチームコンベクションオーブンで蒸す．→庫内温度確認（料理モード：スチーム／温度：100℃／時間：20分／使用器具：直径200mmボール）

❸ ❷の中心温度80℃を確認後，再度ホイッパーで混ぜあわせる．

❹ ❸をラップをしたバットに流し，ブラストチラーで冷却する．＊30分以内に中心温度20℃以下

❺ ❹をカットして器に盛り付け，こしあんをかけて提供する．

ONE POINT MEMO
物性はL1だが，ミキサーにかけ，ゲル化剤でまとまりやすくした食事なのでL3相当．

■食品物性
- ❶ かたさ（N/m²）：5,052
- ❷ 凝 集 性：0.51
- ❸ 付着性（J/m³）：274

■栄養価（材料記載の1人分）

エネルギー（kcal）	52
水　分　量（g）	68.4
たんぱく質（g）	1.8
脂　　　質（g）	0.2
炭 水 化 物（g）	11.3

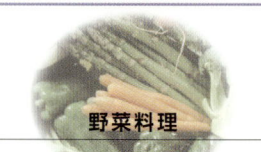

野菜料理
さといもの煮物

ONE POINT MEMO
さといもの物性を測定
物性はL0に相当するが、ミキサーにかけ、ゲル化剤を使用してまとまりやすくした食事であるので、本レシピはL3相当．

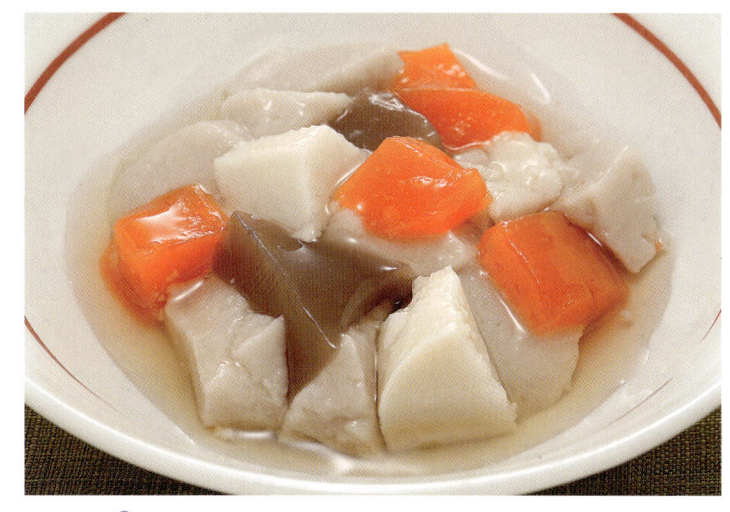

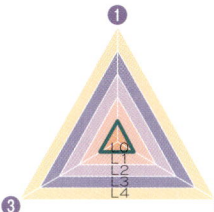

■食品物性

① かたさ(N/m²)：4,948
② 凝集性：0.49
③ 付着性(J/m²)：77

■栄養価（材料記載の1人分）

エネルギー (kcal)	88
水 分 量 (g)	86.1
たんぱく質 (g)	1.3
脂 質 (g)	1.9
炭水化物 (g)	18.0

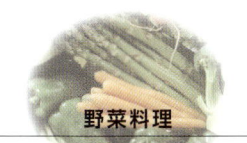

材料（1人分）

冷）さといもスライス………30g
（冷蔵解凍）

■調味料
煮物つゆ………………… 7.5g
水………………………… 30g
スベラカーゼ…………… 1.2g
（フードケア　全体量の2％）
やさしい素材温野菜れんこん
　……………………………20g
（マルハニチロ食品　冷蔵解凍）
やわらか野菜　しいたけ……10g
（カゴメ　冷蔵解凍）
やわらか野菜　にんじん……10g
（カゴメ　冷蔵解凍）

作り方

❶ホテルパンにクッキングシートを敷き，さといもを平らに並べ，蒸す．
　→庫内温度確認（料理モード：スチーム／温度：100℃／時間：20分／使用器具：65mm穴あきホテルパン）
❷❶をホテルパンに移し，クッキングペーパーをのせて調味料を入れ，ふたをして蒸し焼きにする．→庫内温度の確認（料理モード：コンビ／温度：130℃／加湿：90％／時間：30分／使用器具：65mmホテルパン）＊中心温度75℃・1分以上確認
❸❷をミキサーに入れ，煮汁15g（さといもの重量の½，ミキサー用）・スベラカーゼを加え，1分間ミキシングする．
❹❸をホテルパンに入れ，ふたをして蒸す．→庫内温度確認（料理モード：スチーム／温度：100℃／時間：20分／使用器具：65mmホテルパン）
❺❹の中心温度80℃を確認後，再度ホイッパーで混ぜあわせる．
❻❺をラップをしたバットに流し，ブラストチラーで冷却する．＊30分以内に中心温度20℃以下
❼❻をカットして各野菜ゼリーを器に盛り付け，提供する．

野菜料理
だいこんの煮物

ONE POINT MEMO
だいこんの物性を測定
物性はL1に相当するが，ミキサーにかけ，ゲル化剤を使用してまとまりやすくした食事であるので，L3相当．

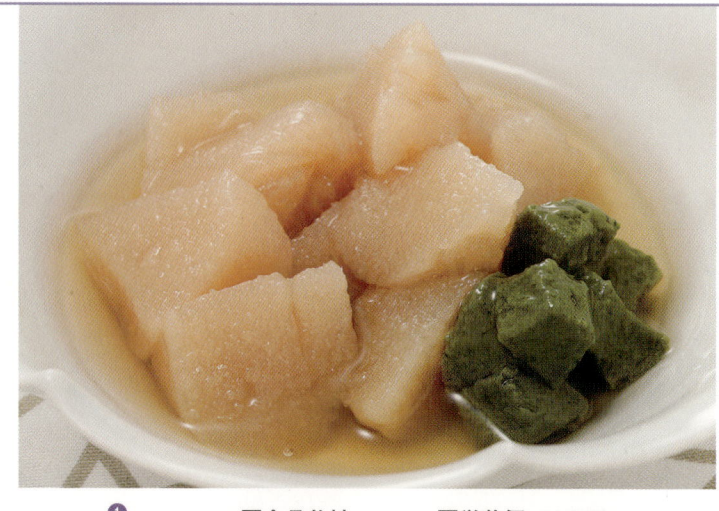

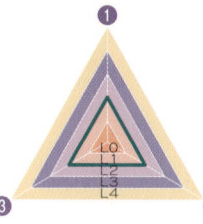

■食品物性
- ❶かたさ(N/m²)：3,600
- ❷凝集性：0.50
- ❸付着性(J/m²)：74

■栄養価（材料記載の1人分）

エネルギー (kcal)	50
水 分 量 (g)	101.5
たんぱく質 (g)	0.9
脂　　質 (g)	0.4
炭水化物 (g)	11.4

材料（1人分）

だいこん……………………60g
■調味料
煮物つゆ……………………15g
水……………………………30g
スベラカーゼ………………1.2g
　（フードケア　煮物の2％）
やさしい素材　温野菜こまつな
　……………………………10g
　（マルハニチロ食品　冷蔵解凍）

作り方

❶鍋に沸騰した湯にだいこんを入れ，30分加熱し，消毒したザルにあける．

❷ホテルパンに❶を移し，クッキングペーパーをのせ，煮物のつゆと水を入れ，ふたをして蒸し焼きにする．→**庫内温度確認**（料理モード：コンビ／温度：130℃／加湿：90％／時間：30分／使用器具：65mmホテルパン）＊中心温度75℃・1分以上確認

❸❷の水分をきってミキサーに入れ，スベラカーゼを加え，1分間ミキシングする．

❹❸をホテルパンに入れ，ふたをして蒸す．→**庫内温度確認**（料理モード：スチーム／温度：100℃／時間：20分／使用器具：65mmホテルパン）

❺❹の中心温度80℃を確認後，再度ホイッパーで混ぜあわせる．

❻❺をラップをしたバットに流し，ブラストチラーで冷却する．＊30分以内に中心温度20℃以下

❼❻をカットし，野菜ゼリーとともに器に盛り付け，提供する．

野菜料理
おでん

ONE POINT MEMO
だいこんの物性を測定
物性はL1に相当するが，ミキサーにかけ，ゲル化剤を使用してまとまりやすくした食事であるので，本レシピはL3相当．

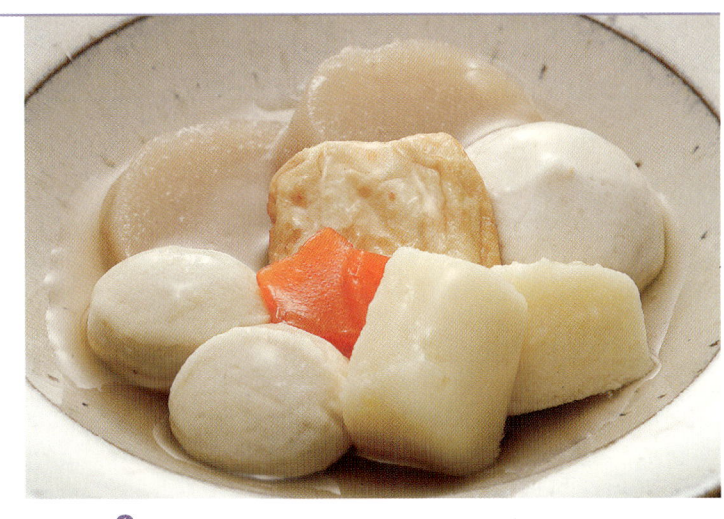

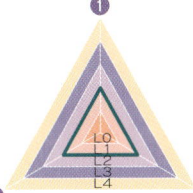

■食品物性
❶かたさ(N/㎡)：2,841
❷凝集性：0.49
❸付着性(J/㎡)：71

■栄養価（材料記載の1人分）

エネルギー (kcal)	150
水　分　量 (g)	228.6
たんぱく質 (g)	7.0
脂　　　質 (g)	6.9
炭水化物 (g)	15.9

材料（1人分）

だいこん……………………… 60g
白だし………………………… 10g
水……………………………… 100g
スベラカーゼ………………… 1.2g
　　（フードケア　煮物の2%）
ふんわり丸はんぺん………… 20g
　　（フードケミファ）
ふんわり角天………………… 20g
　　（フードケミファ）
やわらかフィッシュボール… 20g
　　（日東ベスト）
やさしい素材　温野菜じゃがいも
　………………………………… 30g
　　（マルハニチロ食品　冷蔵解凍）

作り方

❶鍋に沸騰した湯にだいこんを入れ，30分加熱し，消毒したザルにあける．
❷ホテルパンに❶を移し，クッキングペーパーをのせ，白だしと水を入れ，ふたをして蒸し焼きにする．→**庫内温度確認**（料理モード：コンビ／温度：130℃／加湿：90%／時間：30分／使用器具：65mmホテルパン）＊中心温度75℃・1分以上確認
❸❷の水分をきってミキサーに入れ，スベラカーゼを加え，1分間ミキシングする．
❹❸をホテルパンに入れ，ふたをして蒸す．→**庫内温度確認**（料理モード：スチーム／温度：100℃／時間：20分／使用器具：65mmホテルパン）
❺❹の中心温度80℃を確認後，再度ホイッパーで混ぜあわせる．
❻❺をラップをしたバットに流し，ブラストチラーで冷却する．＊30分以内に中心温度20℃以下
❼❻をカットして各食材とともに器に盛り付け，提供する．

その他料理
おしるこ

ONE POINT MEMO
もちのゼリーの物性を測定

あんが熱すぎるとゼリーがとけるので注意する．物性はL1に相当するが，ミキサーにかけ，ゲル化剤を使用してまとまりやすくした食事であるので，L3相当．

■食品物性
- ❶かたさ(N/m²)：2,169
- ❷凝集性：0.52
- ❸付着性(J/m³)：130

■栄養価（材料記載の1人分）

エネルギー (kcal)	118
水 分 量 (g)	112.7
たんぱく質 (g)	5.5
脂 質 (g)	0.4
炭水化物 (g)	22.9

材料（1人分）

- 米……………………………… 10g
  （※出来上がり全粥量50g）
- 水……………………………… 50g
- スベラカーゼ………………… 1g
  （総量（全粥50g）の2％）
- こしあん……………………… 50g
- 水……………………………… 30g
- とろみ剤……………………… 0.8g
  （総量の1％）

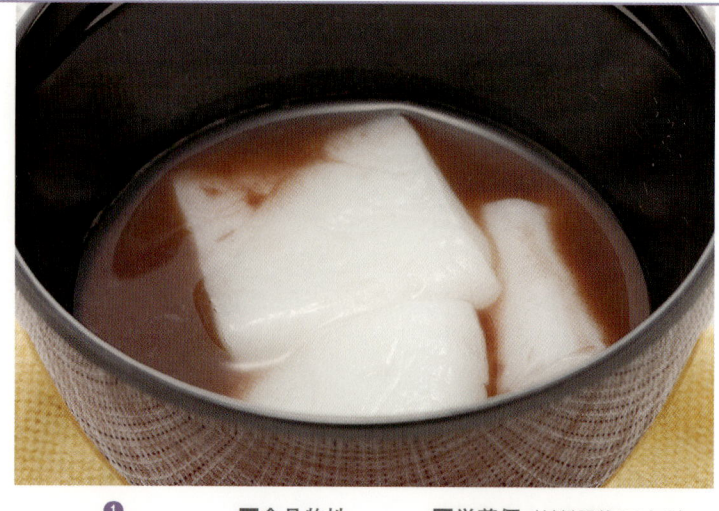

作り方

❶鍋にこしあん・水（30g）を入れて加熱し，とろみ剤を加えてとろみをつける．

❷ホテルパンに米と水（50g）を加え，ふたをして蒸し焼きにする（全粥を炊く）．（料理モード：コンビ／温度：130℃／加湿：90％／時間：45分／使用器具：65mmホテルパン）＊中心温度75℃・1分以上を確認

❸ミキサーに❷を入れ，スベラカーゼを加えてミキシングする．中心温度80℃を確認する．＊80℃以下の場合は，鍋に移し80℃まで加熱する．

❹❸をラップをしたバットに流し，ブラストチラーで冷却する．＊30分以内に中心温度20℃以下

❺温めた❶と，カットした❹を器に盛り付け，提供する．

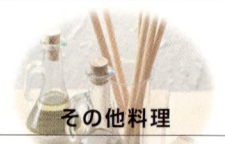

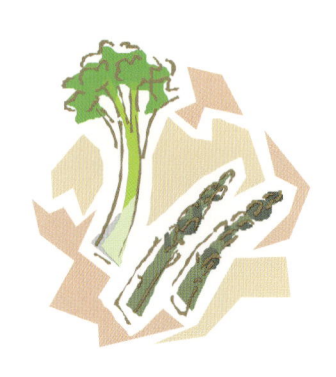

263-01334

その他料理
雑煮

ONE POINT MEMO
もちのゼリーの物性を測定

あんが熱すぎるとゼリーがとけるので注意する．物性はL1に相当するが，ミキサーにかけ，ゲル化剤を使用してまとまりやすくした食事であるので，L3相当．

■食品物性
① かたさ(N/m²)：2,482
② 凝集性：0.59
③ 付着性(J/m³)：67

■栄養価（材料記載の1人分）

エネルギー (kcal)	62
水 分 量 (g)	174.5
たんぱく質 (g)	1.0
脂 質 (g)	0.2
炭 水 化 物 (g)	15.2

材料（1人分）

米……………………………10g
　（※出来上がり全粥量50g）
水……………………………50g
スベラカーゼ………………1g
　（総量（全粥50g）の2%）
白だし………………………10g
　（1：10で希釈する）
水……………………………100g
とろみ剤……………………1.7g
　（総量（白だし＋水）の1.5%）
やわらか野菜　にんじん……10g
　（カゴメ　冷蔵解凍）
やさしい素材ほうれん草……10g
　（マルハニチロ食品　冷蔵解凍）

作り方

❶ 鍋に白だし・水（100g）を入れて加熱し，とろみ剤を加えてとろみをつける．
❷ ホテルパンに米と水（50g）を加え，ふたをして蒸し焼きにする（全粥を炊く）．（料理モード：コンビ／温度：130℃／加湿：90%／時間：45分／使用器具：65mmホテルパン）＊中心温度75℃・1分以上を確認
❸ ミキサーに❷を入れ，スベラカーゼを加え，ミキシングする．中心温度80℃を確認する．＊80℃以下の場合は，鍋に移し80℃まで加熱する．
❹ ❸をラップをしたバットに流し，ブラストチラーで冷却する．＊30分以内に中心温度20℃以下
❺ ❹をカットして各ゼリーとともに器に盛り付け，❶をかけて提供する．

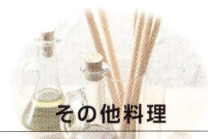

その他料理
にぎり寿司

ONE POINT MEMO
しゃりのゼリーの物性を測定

物性はL0に相当するが，ミキサーにかけ，ゲル化剤を使用してまとまりやすくした食事であるので，L3相当．サーモン，からすがれいの物性はL1相当．厚焼きムースの物性はL2相当．

■食品物性
① かたさ(N/m²)：2,253
② 凝集性：0.41
③ 付着性(J/m²)：70

■栄養価（材料記載の1人分）
エネルギー (kcal)	168
水 分 量 (g)	162.1
たんぱく質 (g)	9.8
脂 質 (g)	4.1
炭水化物 (g)	21.5

材料（1人分）

米･･･････････････････････ 20g
　（※出来上がり全粥量100g）
水･･･････････････････････ 100g
スベラカーゼ･･････････････ 2g
　（総量（全粥100g）の2%）
■すし酢（あわせておく）
酢･･･････････････････････ 3g
砂糖･････････････････････ 3g
塩･･･････････････････････ 0.1g
■すし種
スモークサーモン･･････････ 10g
水･･･････････････････････ 10g
　（固形の100%）
スベラカーゼ･･････････････ 0.4g
　（総量の2%）
からすがれい（60g）･･････ 10g
水･･･････････････････････ 10g
　（固形の100%）
スベラカーゼ･･････････････ 0.4g
　（総量の2%）
とろまぐろ･････････････････ 20g
厚焼きムース･･････････････ 10g
　（キユーピー）

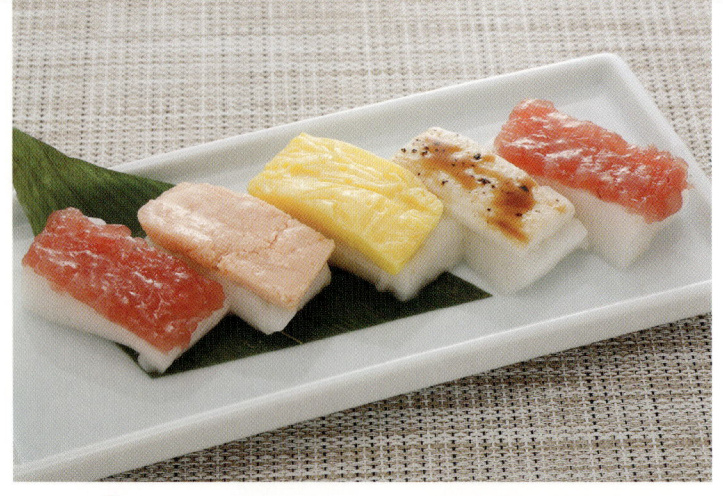

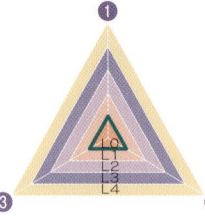

作り方

《サーモン・かれいを作る》
❶ホテルパンにクッキングシートを敷き，サーモン・かれいをそれぞれ並べ，蒸す．→庫内温度確認（料理モード：スチーム／温度：100℃／時間：10分／使用器具：65mm穴あきホテルパン）＊中心温度75℃・1分以上確認
❷❶のサーモン・かれいは，それぞれミキサーに入れ，水分（ミキサー用）・スベラカーゼを加え，1分間ミキシングする．
❸❷をそれぞれホテルパンに入れ，ふたをして蒸す．→庫内温度確認（料理モード：スチーム／温度：100℃／時間：20分／使用器具：65mmホテルパン）
❹❸の中心温度80℃を確認後，それぞれ再度ホイッパーで混ぜあわせる．
❺❹をラップをしたバットにそれぞれ流し，ブラストチラーで冷却する．＊30分以内に中心温度20℃以下
❻❺をカットする．
《しゃり玉を作る》
❼ホテルパンに米と水を加え，ふたをして蒸し焼きにする（全粥を炊く）．（料理モード：コンビ／温度：130℃／加湿：90%／時間：45分／使用器具：65mmホテルパン）＊中心温度75℃・1分以上を確認
❽ミキサーに❼を入れ，スベラカーゼ・すし酢を加え，ミキシングする．中心温度80℃を確認する．＊80℃以下の場合は，鍋に移し80℃まで加熱する．
❾❽をラップをしたバットに流し，ブラストチラーで冷却する．＊30分以内に中心温度20℃以下
❿❾をカットして器に盛り付け，❻・刻んだまぐろ・カットした厚焼きムースをのせ，提供する．

263-01334

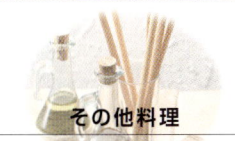

その他料理
やわらか杏仁豆腐

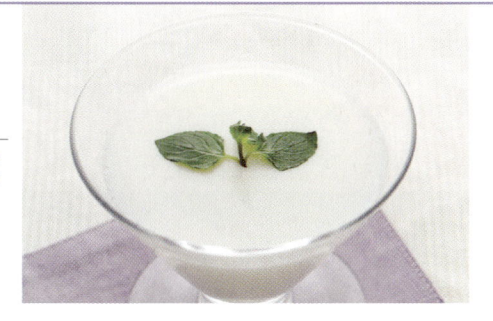

ONE POINT MEMO
物性はL1に相当.

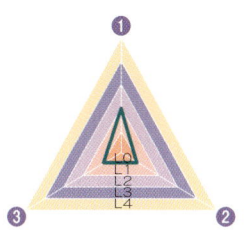

材料（1人分）
やわらか杏仁 …… 15g
（伊那食品工業）
水 …………… 50g
牛乳 ………… 50g

作り方
❶鍋に熱湯をわかす.
❷❶に杏仁豆腐の素（やわらか杏仁）を入れ，ホイッパーで2分間かき混ぜる.
❸❷に40〜50℃に温めた牛乳を加え，かき回す.
❹器に❸を流す.
❺❹をブラストチラーで冷却する．＊30分以内に中心温度20℃以下
❻提供する.

■食品物性
❶かたさ (N/m^2)：1,427
❷凝集性：0.43
❸付着性 (J/m^3)：48

■栄養価（材料記載の1人分）
エネルギー（kcal）	98
水分量（g）	93.9
たんぱく質（g）	2.9
脂質（g）	3.1
炭水化物（g）	14.6

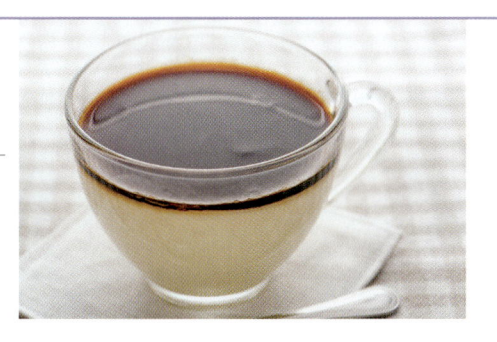

その他料理
やわらかプリン

ONE POINT MEMO
物性はL1に相当.

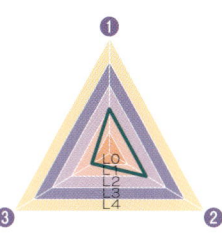

材料（1人分）
やわらかプリンの素
　　　　　………… 15g
（伊那食品工業）
水 …………… 40g
牛乳 ………… 40g

作り方
❶鍋に熱湯をわかす.
❷❶にやわらかプリンの素を入れ，泡立て器で2分間かき回す.
❸❷に40〜50℃に温めた牛乳を加え，かき回す.
❹器に❸を流す.
❺❹をブラストチラーで冷却する．＊30分以内に中心温度20℃以下
❻提供する.

■食品物性
❶かたさ (N/m^2)：1,954
❷凝集性：0.51
❸付着性 (J/m^3)：61

■栄養価（材料記載の1人分）
エネルギー（kcal）	84
水分量（g）	75.3
たんぱく質（g）	3.6
脂質（g）	1.8
炭水化物（g）	13.5

市販品

L3に相当する市販品．ペーストやピューレ状のものが該当するが，一部，不均質なものも含む．水分にとろみをつけたものや，ミキサーにかけたのちゲル化剤で固めたもの．

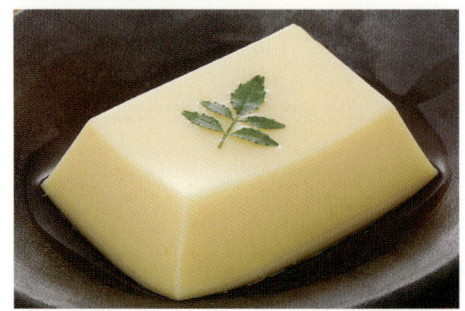

卵豆腐 L3

材料（1人分）
卵豆腐…………… 1個
（100g/個）

作り方
❶器に盛り付け，提供する．

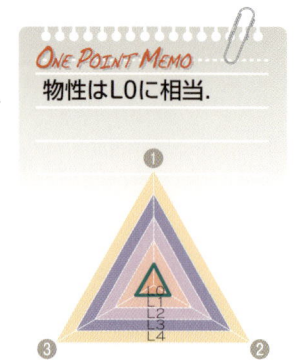

ONE POINT MEMO
物性はL0に相当．

■食品物性
① かたさ（N/m²）：4,751
② 凝集性：0.48
③ 付着性（J/m³）：55

■栄養価（材料記載の1人分）
エネルギー（kcal）	79
水分量（g）	85.2
たんぱく質（g）	6.4
脂質（g）	5.0
炭水化物（g）	2.0

厚焼きムース L3

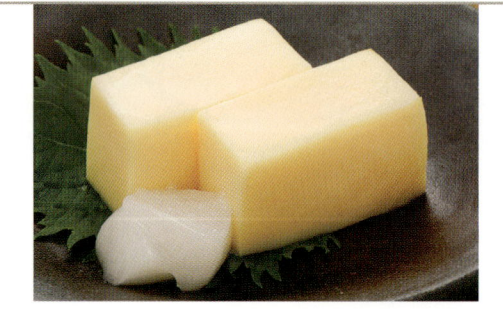

材料（1人分）
厚焼きムース……50g
（キユーピー　冷蔵解凍）

作り方
❶厚焼きムースを包装容器からあける．
❷ホテルパンにクッキングシートを敷き，厚焼きムースを入れ，蒸す．（料理モード：スチーム／温度：100℃／時間：芯温調理／使用器具：65mm穴あきホテルパン）＊中心温度75℃・1分以上確認
❸❷をカットし，器に盛り付けて提供する．

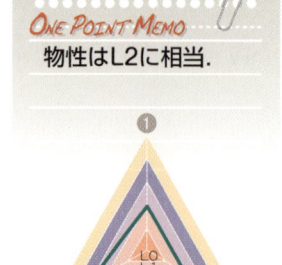

ONE POINT MEMO
物性はL2に相当．

■食品物性
① かたさ（N/m²）：8,674
② 凝集性：0.51
③ 付着性（J/m³）：441

■栄養価（材料記載の1人分）
エネルギー（kcal）	42
水分量（g）	42.6
たんぱく質（g）	2.2
脂質（g）	2.3
炭水化物（g）	2.6

ふわふわエッグ L3

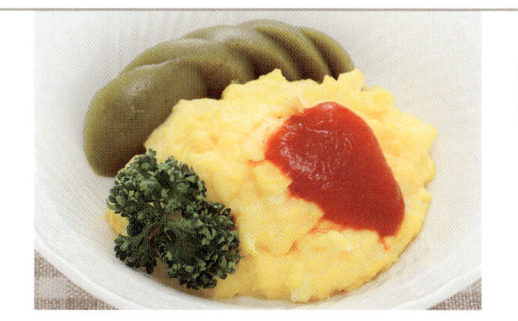

材料（1人分）

ふわふわエッグ…80g
（キユーピー　冷蔵解凍）

作り方

❶ホテルパンにふわふわエッグをパックのまま入れ，蒸す．（料理モード：スチーム／温度：100℃／時間：15分／使用器具：65mm穴あきホテルパン）＊中心温度75℃・1分以上確認
❷器に盛り付け，提供する．

ONE POINT MEMO

物性はL1に相当するが，不均質な物性の食事であるので，本レシピはL3相当．

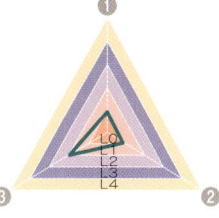

■食品物性

- ❶かたさ（N/m²）：3,305
- ❷凝集性：0.45
- ❸付着性（J/m³）：228

■栄養価（材料記載の1人分）

エネルギー（kcal）	139
水分量（g）	58.8
たんぱく質（g）	5.0
脂質（g）	11.8
炭水化物（g）	3.4

とろっとレアオムレツ L3

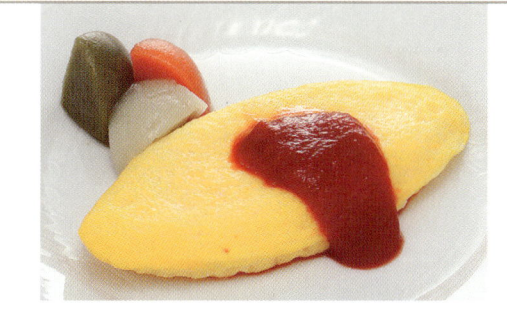

材料（1人分）

とろっとレアオムレツ
……………………60g
（キユーピー　冷蔵解凍）

作り方

❶ホテルパンにクッキングシートを敷き，オムレツを入れ，蒸す．（料理モード：スチーム／温度：100℃／時間：6分／使用器具：65mm穴あきホテルパン）＊中心温度75℃・1分以上確認
❷鍋にトマトソースを入れ，ひと煮立ちさせる．＊中心温度75℃・1分以上確認
❸器にオムレツを盛り付け，❷のトマトソースをかけて提供する．

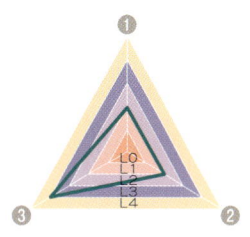

■食品物性

- ❶かたさ（N/m²）：8,413
- ❷凝集性：0.67
- ❸付着性（J/m³）：213

■栄養価（材料記載の1人分）

エネルギー（kcal）	58
水分量（g）	49.3
たんぱく質（g）	3.7
脂質（g）	3.5
炭水化物（g）	2.9

L3―市販品

水羊羹
L3

材料（1人分）
水羊羹の素………50g
（ジャポネ）

作り方
❶ホテルパンに水羊羹の素を袋ごと入れ，蒸す．→庫内温度確認（料理モード：スチーム／温度：100℃／時間：20分／使用器具：65mm穴あきホテルパン）＊中心温度75℃・1分以上確認
❷❶の袋をあけてバットに流し，ブラストチラーで冷却する．＊30分以内に中心温度20℃以下
❸❷をカットし，器に盛り付けて提供する．

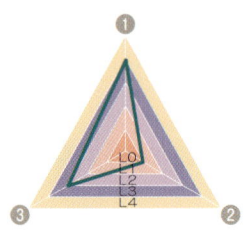

■食品物性
❶かたさ(N/m^2)：13,423
❷凝　集　性：0.38
❸付着性(J/m^3)：506

■栄養価（材料記載の1人分）

エネルギー（kcal）	81
水　分　量（g）	29.8
たんぱく質（g）	1.3
脂　　　質（g）	0.2
炭水化物（g）	18.7

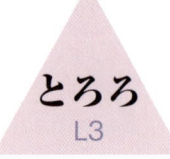

とろろ
L3

材料（1人分）
冷）とろろ（長いも）
……………………50g
（冷蔵解凍）
だし割りしょうゆ
………………… 2g

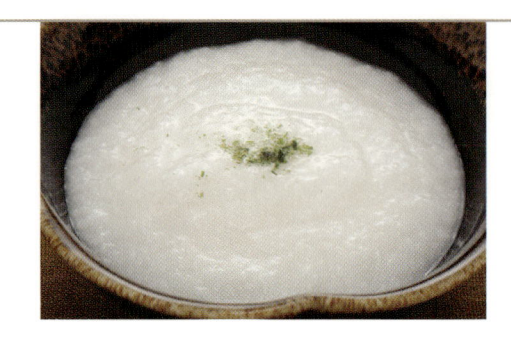

作り方
❶器に盛り付け，提供する．

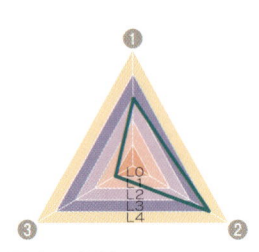

■食品物性
❶かたさ(N/m^2)：380
❷凝　集　性：0.85
❸付着性(J/m^3)：75

■栄養価（材料記載の1人分）

エネルギー（kcal）	34
水　分　量（g）	42.9
たんぱく質（g）	1.2
脂　　　質（g）	0.2
炭水化物（g）	7.1

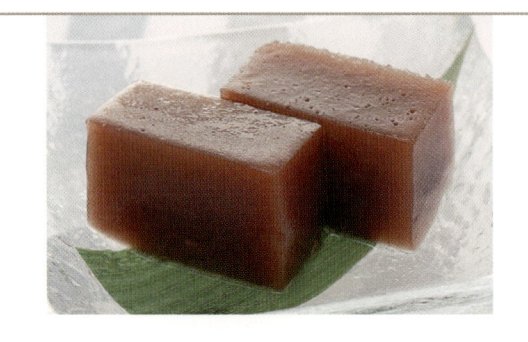

こうや豆腐寄せ煮
L3

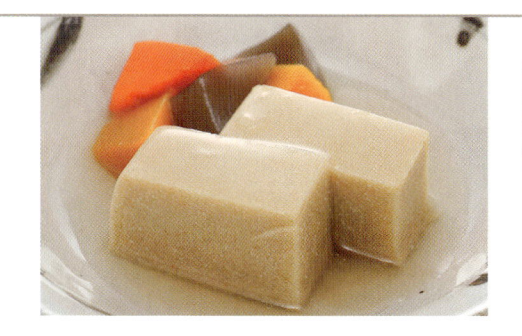

材料（1人分）
こうや豆腐の寄せ煮
（ミキサー食タイプ）
.... 50g
（旭松）

作り方
❶ホテルパンにこうや豆腐の寄せ煮（ミキサー）を容器ごと並べ，蒸す．→庫内温度確認（料理モード：スチーム／温度：100℃／時間：20分／使用器具：65mm穴あきホテルパン）＊中心温度75℃・1分以上確認
❷❶をカットして器に盛り付け，提供する．

ONE POINT MEMO
こうや豆腐の寄せ煮の物性を測定
物性はL2に相当．

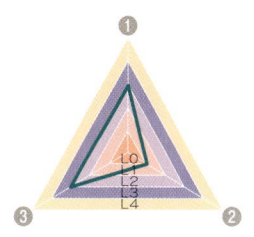

■食品物性
❶かたさ(N/m²)	11,160
❷凝集性	0.32
❸付着性(J/m³)	474

■栄養価（材料記載の1人分）
エネルギー (kcal)	36
水 分 量 (g)	41.7
たんぱく質 (g)	1.9
脂 質 (g)	1.2
炭水化物 (g)	4.4

COLUMN　お粥の栄養価と物性

　日本の食事にごはんは欠かせません．咀嚼や嚥下機能が低下すると，通常のごはん（米飯）より水分量を増やして作ることになります．たとえば，米飯とお粥（全粥）の栄養量を比較すると，同じお茶碗に1杯分で，米飯（180g）は，エネルギー302kcal，たんぱく質4.5gですが，全粥（250g）は，重量ではごはんを上回りますが，エネルギー178kcal，たんぱく質2.8gと，エネルギーやたんぱく質量は少なくなります．これが低栄養の原因のひとつかもしれません．
　また，全粥は，温かいときには，かたさが2,000N/m²程度ですが，室温まで冷えると，かたさが10,000N/m²程度まで変化します．つまり，嚥下機能が低下してきた場合には，温かい全粥なら食べることができても，冷えてしまうと食べることが難しくなる方もいるということです．
　ここでは，全粥の物性値を紹介しましたが，ほとんどの食材で程度の差はあれ，冷めるとかたくなります．つまり，やわらかい物性を維持するには温度管理が重要であるということとなってきます．

L4

Level 4，移行食 歯茎でも咀嚼できるようにやわらかく調理した一口大の食事となっている．普通食へ移行する前の食事．

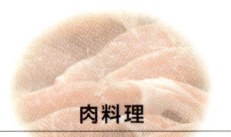

肉料理
鶏肉の甘酢あんかけ

ONE POINT MEMO
ソフミートの物性を測定

物性はL1に相当するが，不均質な物性の食事であるので，本レシピはL4相当．

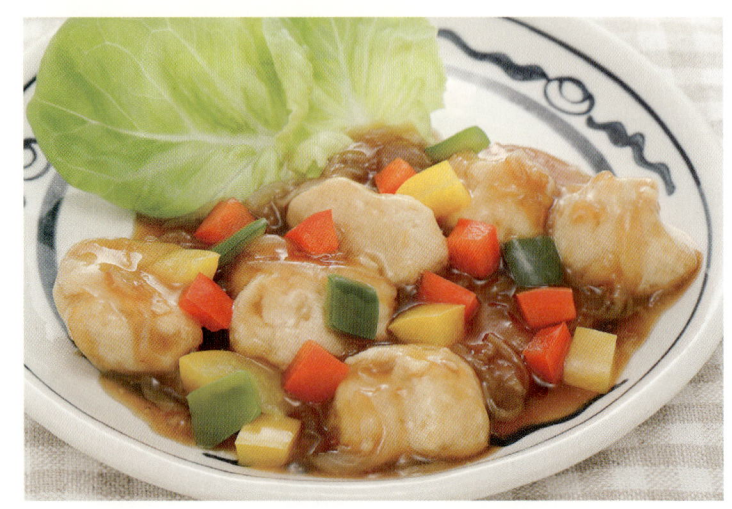

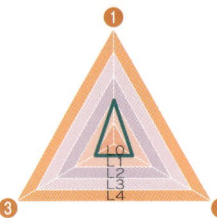

■食品物性
- ❶ かたさ (N/m²)：9,073
- ❷ 凝集性：0.39
- ❸ 付着性 (J/m³)：101

■栄養価 （材料記載の1人分）

エネルギー (kcal)	194
水分量 (g)	119.8
たんぱく質 (g)	6.0
脂質 (g)	11.7
炭水化物 (g)	16.5

■材料（1人分）

- ソフミート（とり）……………60g
  （林兼産業　冷蔵解凍）
- たまねぎ……………………20g
  （2mmスライス1/4にカット）
- 冷）ピーマン緑……………10g
  （冷蔵解凍　1cm幅にカット）
- 冷）ピーマン黄……………10g
  （冷蔵解凍　1cm幅にカット）
- 冷）ピーマン赤……………10g
  （冷蔵解凍　1cm幅にカット）

■調味料（あわせておく）
- 酢………………………………6g
- ケチャップ…………………10g
- しょうゆ………………………3g
- 砂糖……………………………5g
- 塩……………………………0.25g
- レモン汁……………………1.g
- 鶏がらスープの素…………0.3g
- 水……………………………20g
- 片栗粉…………………………1g
- 溶き水…………………………2g

作り方

❶ ホテルパンにクッキングシートを敷き，ソフミートを厚さ10mmにのばして蒸す．→庫内温度確認（料理モード：スチーム／温度：100℃／時間：8分／使用器具：65mm穴あきホテルパン）

❷ ❶と同時にホテルパンにたまねぎ・各ピーマンを平らに広げて蒸す．→庫内温度確認（料理モード：スチーム／温度：100℃／時間：20分／使用器具：65mm穴あきホテルパン）

❸ 調味料を鍋に移して沸騰させ，水溶き片栗粉でとろみをつけてあんにする．

❹ カットした❶に，❷・❸をあわせ，ふたをして蒸し焼きにする．→庫内温度確認（料理モード：コンビ／温度：130℃／加湿：90％／時間：10分／使用器具：65mmホテルパン）＊中心温度75℃以上，1分以上を確認

❺ 器に❹を盛り付け，提供する．

50

263-01334

肉料理
豚肉の生姜焼き

ONE POINT MEMO
やわらかポークの物性を測定

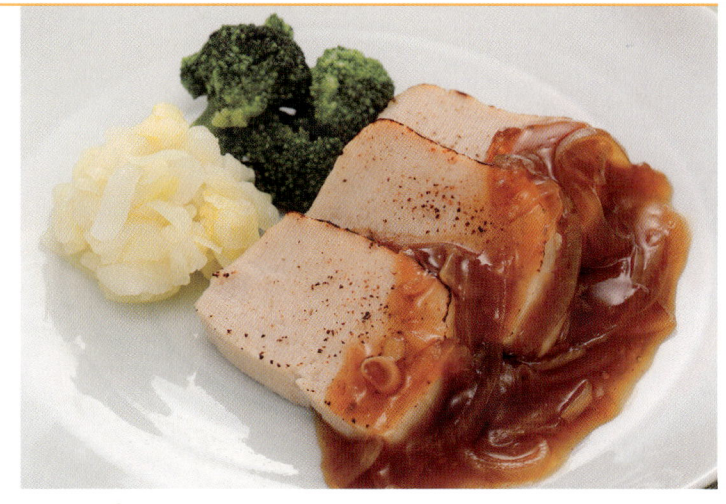

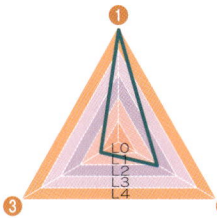

■食品物性
- ❶かたさ(N/m²)：26,721
- ❷凝集性：0.54
- ❸付着性(J/m³)：66

■栄養価（材料記載の1人分）

エネルギー	(kcal)	125
水 分 量	(g)	116.2
たんぱく質	(g)	6.6
脂 質	(g)	6.6
炭水化物	(g)	9.7

材料（1人分）

やわらかポーク……………50g
　（ふくなお　1cm幅にスライス）
たまねぎ……………………10g
　（2mmスライス・1/4カット）
キャベツ……………………20g
　（10mm×30mmにカット）
冷）ブロッコリー 1cmカット
　…………………………20g

■調味料
生姜焼きのたれ……………10g
水……………………………30g
片栗粉………………………0.8g
溶き水………………………1.6g

作り方

❶調味料を鍋に沸騰させ，一度沸騰したら，水溶き片栗粉でとろみをつけてあんにする．＊中心温度75℃・1分以上確認

❷ホテルパンにたまねぎ・キャベツ・ブロッコリーを平らに広げて蒸す．→**庫内温度確認**（料理モード：スチーム／温度：100℃／時間：20分／使用器具：65mm穴あきホテルパン）＊中心温度75℃・1分以上確認

❸ホテルパンにクッキングシートを敷き，やわらかポークを並べて蒸し焼きにする．→**庫内温度確認**（料理モード：コンビ／温度：180℃／加湿：90％／時間：8分／使用器具：30mmホテルパン）＊中心温度75℃・1分以上確認

❹❸の表面にバーナーで焼き目をつける．

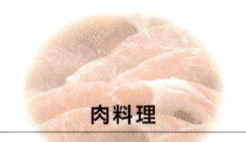

❺器に❷のキャベツ・ブロッコリー・❹を盛り付け，❶と❷のたまねぎを❹の上にかけて提供する．

L4—肉料理

肉料理
鶏肉の照焼き

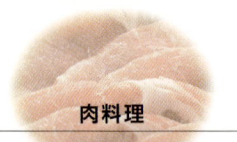

> **ONE POINT MEMO**
> ソフミートの物性を測定
>
> 普通食は，鶏肉をコンビモードで蒸し焼きにするが，スチームで蒸した後，表面にバーナーで焼き目をつけた．

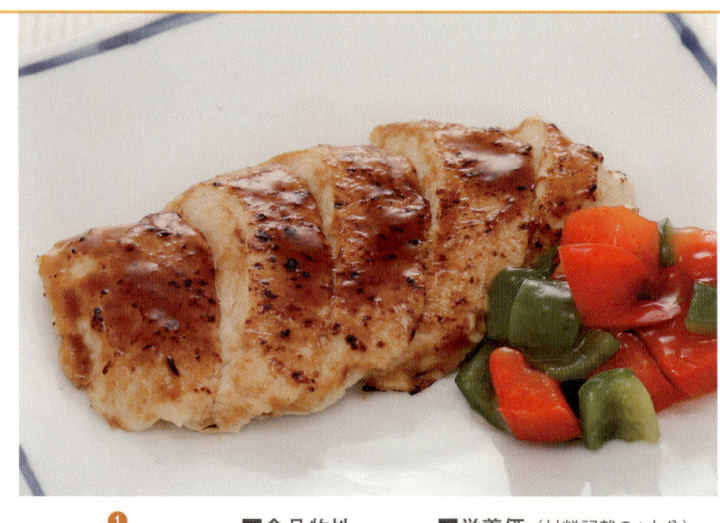

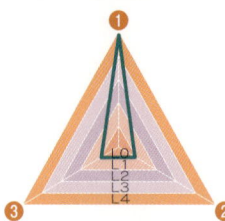

■食品物性

① かたさ(N/m²) : 21,804
② 凝集性 : 0.44
③ 付着性(J/m³) : 186

■栄養価 （材料記載の1人分）

エネルギー (kcal)	149
水 分 量 (g)	58.9
たんぱく質 (g)	5.3
脂 質 (g)	11.6
炭 水 化 物 (g)	5.9

材料（1人分）

ソフミート（とり）…………60g
　　　（林兼産業　冷蔵解凍）
照焼きのたれ………………3g
■付け合わせ
冷）ピーマン赤……………10g
　　　（1cm幅にカットする）
冷）ピーマン緑……………10g
　　　（1cm幅にカットする）

作り方

❶ホテルパンにクッキングシートを敷き，ソフミートを流し，平らにして蒸す．→**庫内温度確認**（料理モード：スチーム／温度：100℃／時間：8分／使用器具：65mm穴あきホテルパン）＊中心温度75℃・1分以上確認

❷❶と同時にホテルパンに各ピーマンを平らに広げて蒸す．→**庫内温度確認**（料理モード：スチーム／温度：100℃／時間：20分／使用器具：65mm穴あきホテルパン）＊中心温度75℃・1分以上確認

❸❷のピーマンをブラストチラーで急速冷却する．＊30分以内に芯温20℃以下

❹❶をカットし，照焼きのたれを刷毛で塗り，焼き目をつける．

❺器に❹❸を盛り付け，提供する．

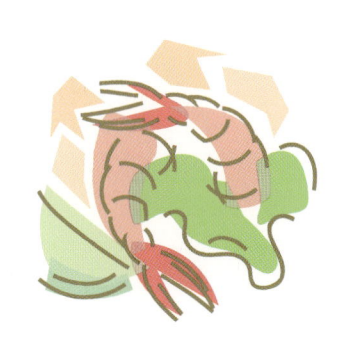

肉料理
ハヤシライス

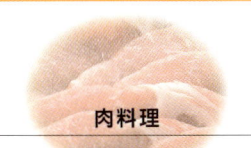

ONE POINT MEMO
やわらかポークの物性を測定

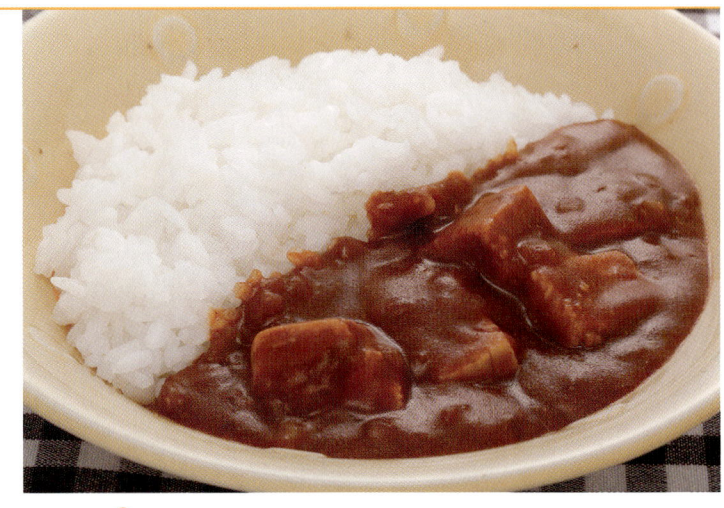

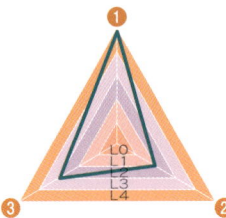

■食品物性
① かたさ(N/m²)：30,753
② 凝集性：0.51
③ 付着性(J/m³)：337

■栄養価 （材料記載の1人分）

エネルギー （kcal）	245
水　分　量 （g）	212.4
たんぱく質 （g）	6.1
脂　　　質 （g）	14.6
炭 水 化 物 （g）	22.2

材料（1人分）

やわらかポーク･･････････ 35g
　（ふくなお　1cm幅にスライス）
冷）たまねぎみじん ･･･････ 40g
■ハヤシソース
ハヤシフレーク ･･････････ 30g
サラダ油 ･･････････････ 1g
ビーフコンソメ ････････････ 1g
ケチャップ ･････････････ 2g
ホワイトペッパー ･･････ 0.01g
水 ･･･････････････････ 150g

作り方

❶ホテルパンにたまねぎを平らに広げ，蒸す．→庫内温度確認（料理モード：スチーム／温度：100℃／時間：20分／使用器具：65mm穴あきホテルパン）
❷ハヤシソースを作る．
　①鍋に計量した調味料と水半分を入れ，一度沸騰させる．
　②①の火を止め，残りの水を入れて温度を少し下げ，フレークを加えてすばやく混ぜる．
　③②にとろみをつける．
❸ホテルパンにクッキングシートを敷き，やわらかポークを並べ，蒸し焼きにする．→庫内温度確認（料理モード：コンビ／温度：180℃／加湿：90％／時間：8分／使用器具：30mmホテルパン）
❹ホテルパンに❶❷❸を移し，クッキングペーパーをのせ，ふたをして蒸し焼きにする．→庫内温度確認（料理モード：コンビ／温度：130℃／加湿：90％／時間：30分／使用器具：65mmホテルパン）＊中心温度75℃・1分以上確認
❺器にご飯と❹を盛り付け，提供する．

肉料理

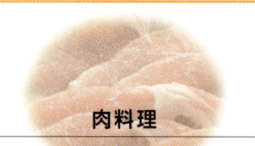

鶏肉のみそマヨネーズ焼き

ONE POINT MEMO
ソフミートの物性を測定

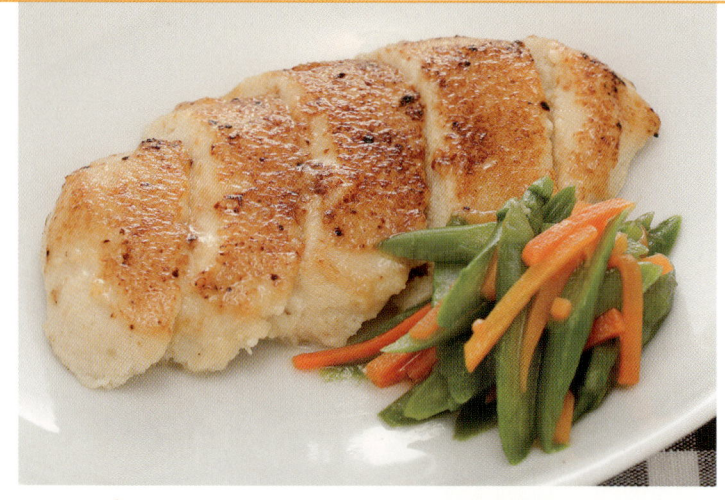

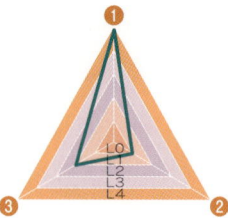

■食品物性
- ❶かたさ(N/m²)：22,876
- ❷凝集性：0.48
- ❸付着性(J/m²)：289

■栄養価（材料記載の1人分）
エネルギー (kcal)	218
水 分 量 (g)	57.4
たんぱく質 (g)	6.6
脂 質 (g)	17.7
炭水化物 (g)	8.2

■材料（1人分）
- ソフミート（とり）……… 60g
  - （林兼産業　冷蔵解凍）
- ■調味料（あわせておく）
- 練りごま………………… 2g
- マヨネーズ……………… 6g
- 白みそ…………………… 6g
- みりん…………………… 3g
- ■付け合わせ
- 冷）グリーンアスパラガス
  ………………………… 10g
  （斜めスライスにカット）
- にんじん………………… 5g
  （3mm×3mm×40mm拍子にカット）

作り方
❶ホテルパンに，アスパラ・にんじんを平らに並べ蒸す．→**庫内温度確認**（料理モード：スチーム／温度：100℃／時間：20分／使用器具：65mm穴あきホテルパン）＊中心温度75℃・1分以上確認

❷ホテルパンにクッキングシートを敷き，ソフミートを流し，平らにして蒸す．→**庫内温度確認**（料理モード：スチーム／温度：100℃／時間：芯温調理75℃／使用器具：65mm穴あきホテルパン）

❸ホテルパンにクッキングペーパー敷き，❷をカットし，調味料をのせて並べ，蒸し焼きにする．（料理モード：コンビ／温度：130℃／加湿90％／時間：10分／使用器具：30mmホテルパン）＊中心温度75℃・1分以上確認

❹器に❶❸を盛り付け，提供する．

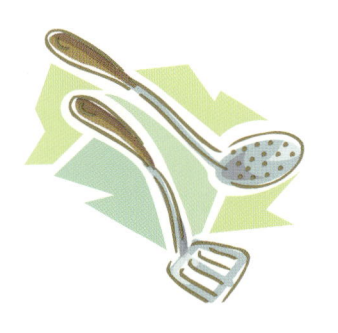

肉料理
豚肉と卵の炒め物

ONE POINT MEMO
ソフミートの物性を測定
物性はL3に相当するが，L3はペースト状の食事であるので，本レシピはL4相当．

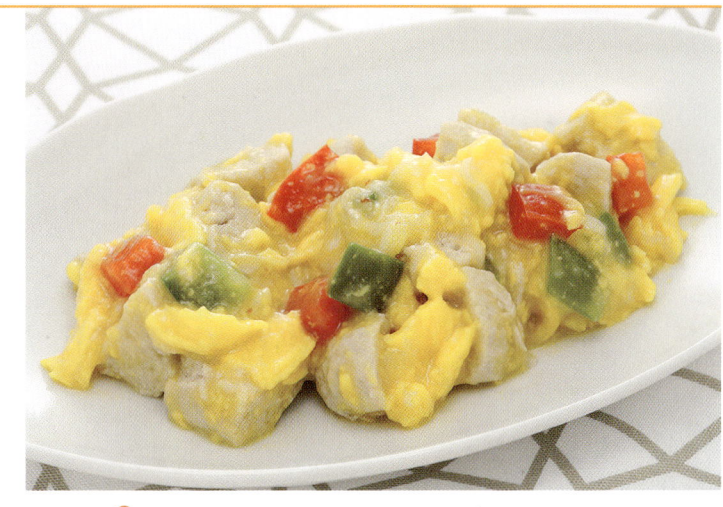

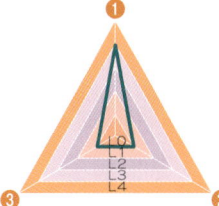

■食品物性
- ❶かたさ(N/m²)：12,554
- ❷凝集性：0.46
- ❸付着性(J/m²)：123

■栄養価（材料記載の1人分）

エネルギー	(kcal)	204
水 分 量	(g)	136.6
たんぱく質	(g)	9.0
脂　　質	(g)	13.8
炭水化物	(g)	10.6

材料（1人分）

- ソフミート（ぶた）…………60g
  （林兼産業　冷蔵解凍）
- とろっとたまごプレーン……60g
  （キユーピー　冷蔵解凍）
- 長ねぎ……………………15g
  （2mm小口にカット）
- 冷）ピーマン赤……………15g
  （冷蔵解凍　1cmにカット）
- 冷）ピーマン緑……………15g
  （冷蔵解凍　1cmにカット）
- ■調味料（あわせておく）
- 中華スープの素……………… 5g
- ごま油………………………… 2g
- ホワイトペッパー………… 0.01g

作り方

❶長ねぎ・赤ピーマン・緑ピーマンをホテルパンに平らに広げ，蒸す．→**庫内温度確認**（料理モード：スチーム／温度：100℃／時間：20分／使用器具：65mm穴あきホテルパン）

❷ホテルパンにクッキングシートを敷き，ソフミートを流して平らにし，蒸す．→**庫内温度確認**（料理モード：スチーム／温度：100℃／時間：芯温調理75℃／使用器具：65mm穴あきホテルパン）

❸❷をカットし，❶・とろっとたまご・調味料をホテルパンに移し，クッキングペーパーをのせ，ふたをして蒸し焼きにする．→**庫内温度確認**（料理モード：コンビ／温度：130℃／加湿：90％／時間：10分／使用器具：65mmホテルパン）＊中心温度75℃・1分以上確認

❹器に❸を盛り付け，提供する．

肉料理
家常豆腐

ONE POINT MEMO
ソフミートの物性を測定

物性はL3に相当するが，L3はペースト状の食事であるので，本レシピはL4相当．

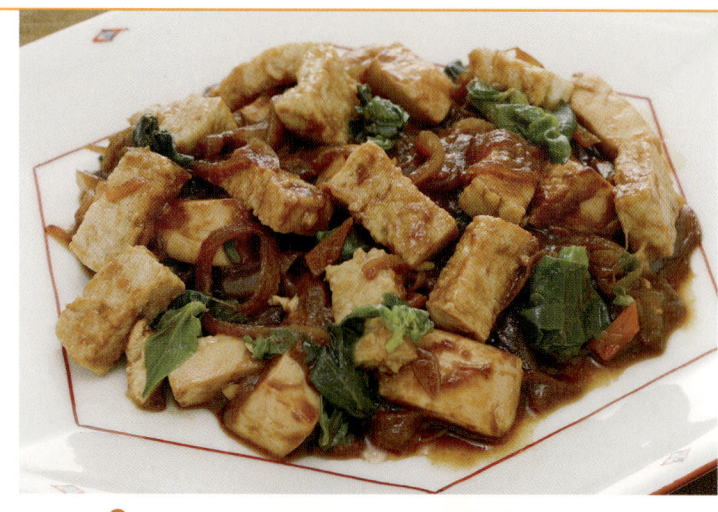

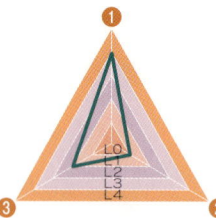

■食品物性
1 かたさ(N/m²)：12,382
2 凝集性：0.46
3 付着性(J/m²)：206

■栄養価（材料記載の1人分）
エネルギー	(kcal)	192
水 分 量	(g)	137.6
たんぱく質	(g)	7.7
脂 質	(g)	9.5
炭水化物	(g)	19.9

材料（1人分）

ソフミート（ぶた）………… 30g
　　　　（林兼産業　冷蔵解凍）
プチ豆腐…………………… 40g
たまねぎ…………………… 50g
　　　（2mmスライスにカット）
冷）にんじんせん切り……… 5g
　　　（冷蔵解凍　1cm幅にカット）
冷）からし菜……………… 25g
　　　（冷蔵解凍　2cm幅にカット）
■調味料
豆板醤………………………　0.3g
にんにく……………………　0.5g
生姜…………………………　1g
サラダ油……………………　1g
テンメンジャン…………… 20g
砂糖…………………………　4g
しょうゆ……………………　1g

作り方

❶鍋に湯を沸騰させ，からし菜を加えて20分加熱し，消毒したザルにあける．＊中心温度75℃・1分以上確認

❷たまねぎ・にんじんをホテルパンに平らに広げ，蒸す．→庫内温度確認（料理モード：スチーム／温度：100℃／時間：20分／使用器具：65mm穴あきホテルパン）

❸ホテルパンにクッキングシートを敷き，ソフミートを流して平らにし，蒸す．→庫内温度確認（料理モード：スチーム／温度100℃／時間：芯温調理75℃／使用器具：65mm穴あきホテルパン）

❹フライパンに豆板醤・にんにく・生姜・サラダ油を入れて熱し，テンメンジャン・砂糖・しょうゆをあわせる．

❺❸をカットし，豆腐・❷と一緒にホテルパンに移し，❹を入れ，クッキングペーパーをのせ，ふたをして蒸し焼きにする．→庫内温度確認（料理モード：コンビ／温度：130℃／加湿：90%／時間：10分／使用器具：65mmホテルパン）＊中心温度75℃・1分以上確認

❻器に❺を盛り付け，❶をちらして提供する．

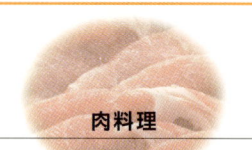

肉料理
豚肉の柳川風

ONE POINT MEMO
ソフミートの物性を測定
物性はL3に相当するが，L3はペースト状の食事であるので，本レシピはL4相当．

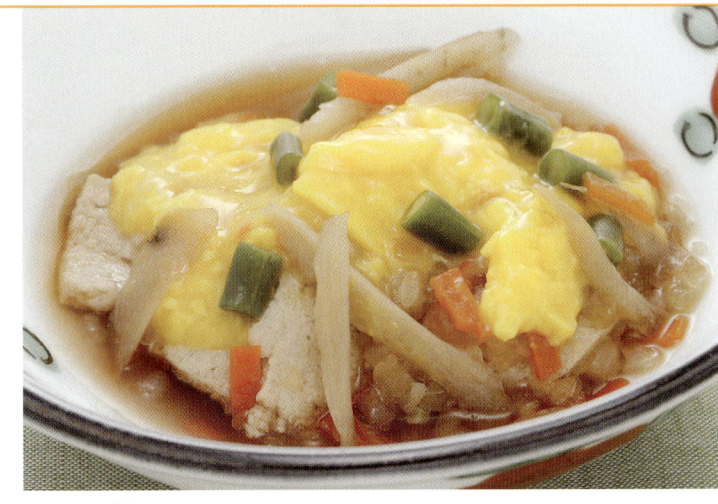

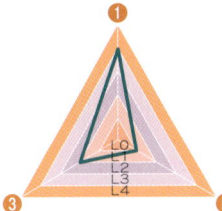

■食品物性
① かたさ(N/m²)：12,606
② 凝集性：0.48
③ 付着性(J/m³)：202

■栄養価（材料記載の1人分）

エネルギー	(kcal)	124
水 分 量	(g)	119.2
たんぱく質	(g)	4.5
脂 質	(g)	7.4
炭水化物	(g)	10.1

材料（1人分）

ソフミート（ぶた）…………30g
　　　（林兼産業　冷蔵解凍）
とろっとたまごプレーン……30g
　　　（キユーピー　冷蔵解凍）
冷）たまねぎみじん…………20g
　　　　　　　　　　（冷蔵解凍）
りらく　ささがきごぼう500…15g
　　　　　　　　　　（三島食品）
冷）にんじんせん切り………5g
　　　（冷蔵解凍　1cm幅にカット）
冷）いんげん2S……………3g
　　　（冷蔵解凍　1cm幅にカット）
■調味料（あわせておく）
煮物つゆ………………………10g
水………………………………30g

作り方

❶ 鍋に湯を沸騰させ，いんげんを加えて30分加熱し，消毒したザルにあける．＊中心温度75℃・1分以上確認

❷ たまねぎ・にんじんをホテルパンに平らに広げ，蒸す．→**庫内温度確認**（料理モード：スチーム／温度：100℃／時間：20分／使用器具：65mm穴あきホテルパン）

❸ ホテルパンにクッキングシートを敷き，ソフミートを流して平らにし，蒸す．→**庫内温度確認**（料理モード：スチーム／温度：100℃／時間：芯温調理75℃／使用器具：65mmホテルパン）

❹ ❸をカットし，❷・ささがきごぼう・とろっとたまごをホテルパンに移し，クッキングペーパーをのせ，調味料を入れ，ふたをして蒸し焼きにする．→**庫内温度確認**（料理モード：コンビ／温度：130℃／加湿：90%／時間：30分／使用器具：65mmホテルパン）＊中心温度75℃・1分以上確認

❺ 器に❹を盛り付け，❶をちらして提供する．

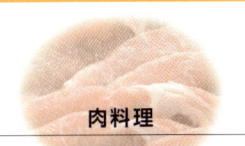

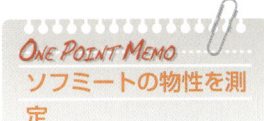

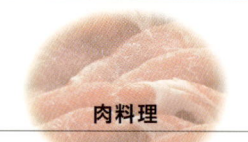

肉料理
ポークカレーライス

ONE POINT MEMO
ソフミートの物性を測定
物性はL1に相当するが，不均質な物性の食事であるので，本レシピはL4相当．

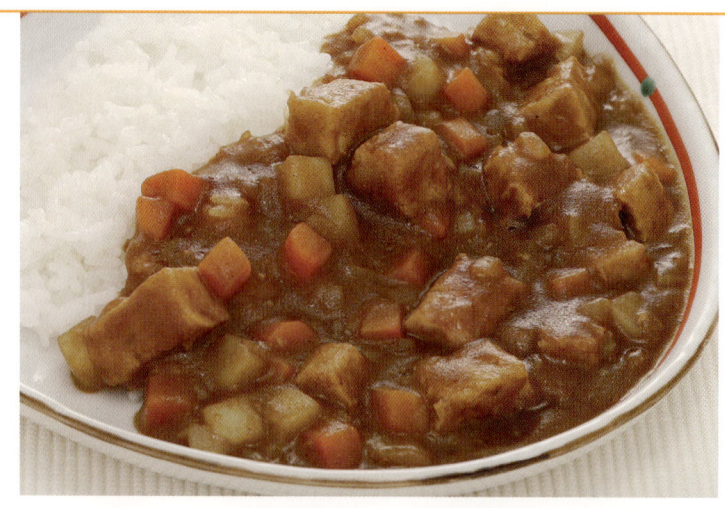

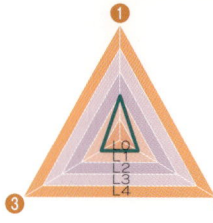

■食品物性
- ❶かたさ(N/m²)：9,110
- ❷凝集性：0.42
- ❸付着性(J/m³)：131

■栄養価（材料記載の1人分）
エネルギー (kcal)	255
水　分　量 (g)	239.2
たんぱく質 (g)	5.7
脂　　質 (g)	16.1
炭水化物 (g)	22.1

材料（1人分）
- ソフミート（ぶた）……………40g
  - （林兼産業　冷蔵解凍）
- 冷）ダイスポテト……………20g
  - （冷蔵解凍）
- 冷）にんじん10mmダイス……20g
  - （冷蔵解凍）
- 冷）たまねぎみじん…………30g
  - （冷蔵解凍）
- ■調味料（あわせておく）
- カレーフレーク………………25g
- コンソメ………………………1.5g
- サラダ油………………………1g
- 水………………………………150g

作り方
❶たまねぎ・にんじんをホテルパンに平らに広げ，蒸す．→**庫内温度確認**（料理モード：スチーム／時間：20分／使用器具：65mm穴あきホテルパン）

❷ホテルパンにクッキングシートを敷き，ソフミートを流して平らにし，蒸す．→**庫内温度確認**（料理モード：スチーム／温度：100℃／時間：芯温調理75℃／使用器具：65mm穴あきホテルパン）

❸鍋に調味料を入れて加熱し，一度沸騰させる．

❹❷をカットし，❶・ダイスポテトをホテルパンに移し，❸を入れ，クッキングペーパーをのせ，ふたをして蒸し焼きにする．→**庫内温度確認**（料理モード：コンビ／温度：130℃／加湿：90％／時間：30分／使用器具：65mmホテルパン）＊中心温度75℃・1分以上確認

❺器にご飯・❹を盛り付け，提供する．

肉料理

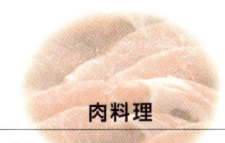

ポークチャップ

ONE POINT MEMO
ソフミートの物性を測定

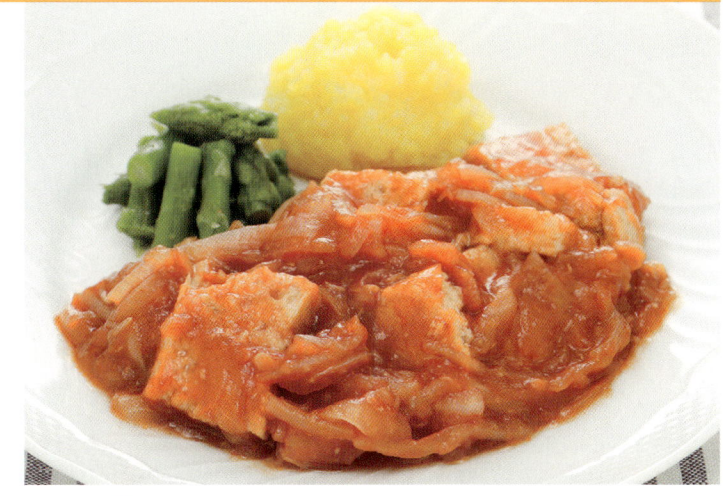

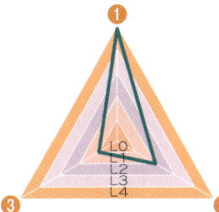

■食品物性
- ❶かたさ (N/m²)：16,549
- ❷凝集性：0.51
- ❸付着性 (J/m³)：109

■栄養価（材料記載の1人分）

エネルギー (kcal)	148
水　分　量 (g)	109.4
たんぱく質 (g)	5.5
脂　　　質 (g)	9.2
炭水化物 (g)	10.7

材料（1人分）

ソフミート（ぶた）………… 50g
　　（林兼産業　冷蔵解凍）
たまねぎ…………………… 50g
　　（2mmスライス・1/4にカット）
冷）グリーンアスパラガス… 20g
　　（冷蔵解凍　2cmにカット）
■調味料（あわせておく）
ケチャップ………………… 10g
中濃ソース………………… 2g
クッキングワイン…………… 5g
サラダ油…………………… 1g
チキンコンソメ…………… 0.1g

作り方

❶鍋にお湯を沸騰させ，アスパラを入れて20分加熱し，消毒したザルにあける．（加熱時間20分）＊中心温度75℃・1分以上確認

❷❶をブラストチラーで急速冷却する．＊30分以内に芯温20℃以下

❸ホテルパンにクッキングシートを敷き，ソフミートを薄くのばし蒸す．
　→庫内温度確認（料理モード：スチーム／温度100℃／時間：8分／使用器具：65mm穴あきホテルパン）

❹❸と同時にホテルパンにたまねぎを平らに広げ蒸す．→庫内温度確認（料理モード：スチーム／温度：100℃／時間：20分／使用器具：65mm穴あきホテルパン）

❺カットした❸と❹をホテルパンに移し，調味料をかけ，蒸し焼きにする．→庫内温度確認（料理モード：コンビ／温度：130℃／加湿：90％／時間：8分／使用器具：65mmホテルパン）＊中心温度75℃・1分以上確認

❻器に❺と❷を盛り付け，提供する．

L4―肉料理

肉料理
チキントマト煮

ONE POINT MEMO
ソフミートの物性を測定

物性はL2に相当するが，不均質な物性の食事であるので，本レシピはL4相当．

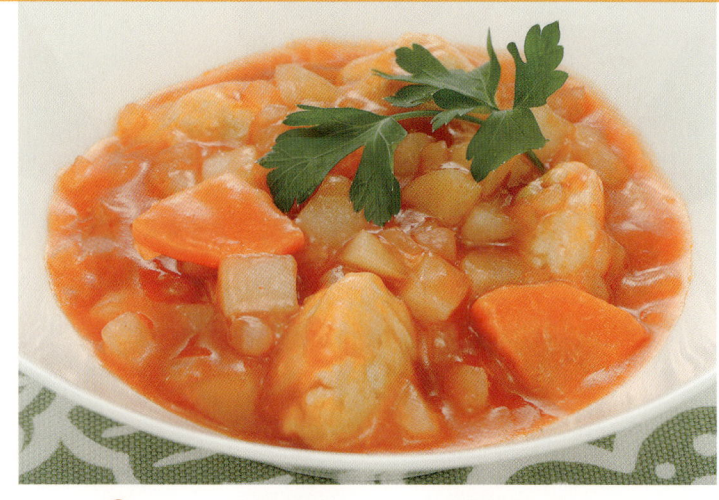

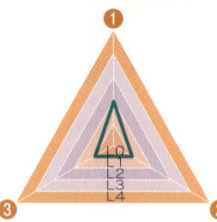

■食品物性
① かたさ(N/m²)：10,801
② 凝集性：0.42
③ 付着性(J/m²)：171

■栄養価（材料記載の1人分）
エネルギー (kcal)	168
水 分 量 (g)	160.2
たんぱく質 (g)	5.5
脂 質 (g)	9.8
炭水化物 (g)	14.6

材料（1人分）

ソフミート（とり）・・・・・・・・・50g
　　（林兼産業　冷蔵解凍）
冷）ダイスポテト・・・・・・・・・・・30g
冷）たまねぎみじん・・・・・・・・・・20g
にんじん・・・・・・・・・・・・・・・・・・10g
　　（2mmいちょう切り）

■調味料（あわせておく）
トマトソース・・・・・・・・・・・・・・・30g
チキンコンソメ・・・・・・・・・・・・・0.5g
ホワイトペッパー・・・・・・・・・・・0.01g
水・・・・・・・・・・・・・・・・・・・・・・・・50g
片栗粉・・・・・・・・・・・・・・・・・・・・1.5g
溶き水・・・・・・・・・・・・・・・・・・・・3g

作り方

❶ホテルパンにクッキングシートを敷き，ソフミートを厚さ10mmにのばし蒸す．（料理モード：スチーム／温度：100℃／時間：8分／使用器具：65mm穴あきホテルパン）＊中心温度75℃・1分以上確認

❷❶と同時にたまねぎ・にんじんを，ホテルパンに広げ蒸す．→庫内温度確認（料理モード：スチーム／温度：100℃／時間：20分／使用器具：65mm穴あきホテルパン）

❸鍋に調味料を入れて沸騰させ，水溶き片栗粉でとろみをつけてあんにする．

❹❶をカットし，❷・ダイスポテトをホテルパンに移し，❸を入れ，クッキングペーパーをのせ，ふたをして蒸し焼きにする．→庫内温度確認（料理モード：コンビ／温度：130℃／加湿：90％／時間：30分／使用器具：65mmホテルパン）＊中心温度75℃・1分以上確認

❺器に❹を盛り付け，提供する．

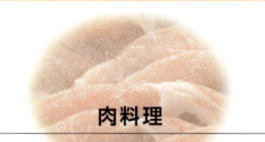

肉料理
ミートローフ

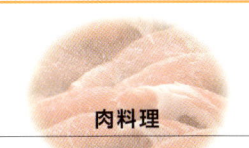

ONE POINT MEMO
ミートローフの物性を測定
物性はL2に相当するが，不均質な物性の食事であるので，本レシピはL4相当．

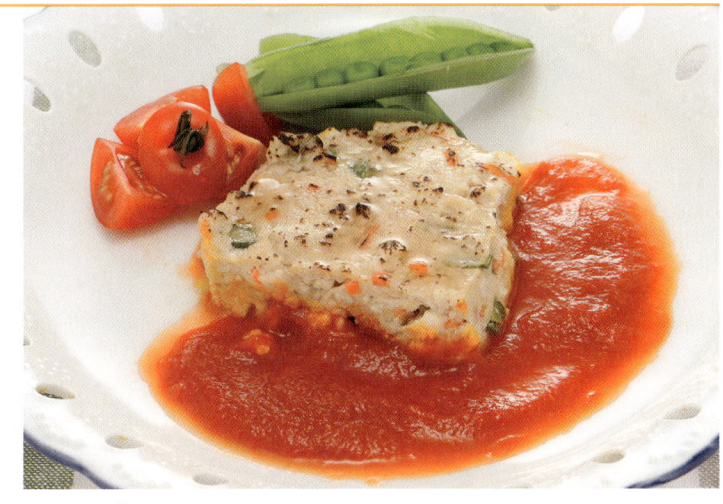

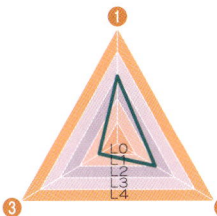

■食品物性
- ❶かたさ(N/m²)：11,300
- ❷凝集性：0.40
- ❸付着性(J/m²)：299

■栄養価（材料記載の1人分）
エネルギー	(kcal)	170
水　分　量	(g)	97.2
たんぱく質	(g)	13.4
脂　　　質	(g)	10.4
炭水化物	(g)	3.9

材料（1人分）
- 豚小間……………………40g
- 水……………………………20g
- 豚挽肉……………………20g
- 木綿豆腐…………………14g
- 凍結液卵……………………7g
  （冷蔵解凍）
- スベラカーゼ………………2g
  （フードケア）
- 塩……………………………0.5g
- ホワイトペッパー………0.01g
- 冷）にんじん………………5g
  （冷蔵解凍　みじん切り）
- 冷）いんげん………………3g
  （冷蔵解凍　みじん切り）
- トマトソース……………15g
  （鍋で温めておく）

作り方
❶鍋に湯を沸騰させ，豚小間を入れて茹で，ザルにあけておく．
❷鍋に湯を沸騰させ，豚挽肉を入れて茹で，ザルにあけておく．
❸ホテルパンに豆腐・にんじん・いんげんをそれぞれ並べて蒸す．→庫内温度確認（料理モード：スチーム／温度：100℃／時間：10分／使用器具：65mm穴あきホテルパン）
❹❸はそれぞれ出来次第ブラストチラーで冷却する．
❺❶をミキサーに入れ，水・液卵・❹の豆腐・スベラカーゼ・塩・こしょうを入れてミキシングする．
❻❺に❷と❸のにんじん・いんげんを入れてよく混ぜ，ホテルパンに入れ，ふたをして蒸す．→庫内温度確認（料理モード：スチーム／温度：100℃／時間：20分／使用器具：65mmホテルパン）＊中心温度75℃・1分以上確認
❼❻をブラストチラーで急速冷却する．＊30分以内に20℃以下
❽❼をカットし，温めたトマトソースをかけて提供する．

肉料理

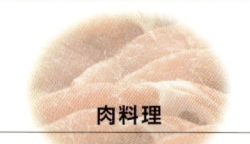

和風ミートローフ

ONE POINT MEMO
ミートローフの物性を測定

物性はL2に相当するが，不均質な物性の食事であるので，本レシピはL4相当．

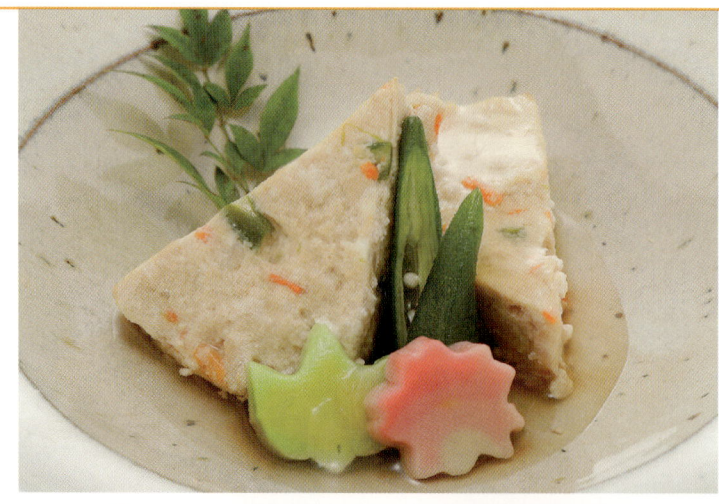

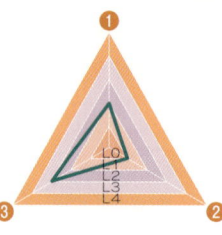

■食品物性
① かたさ(N/m²)：8,605
② 凝集性：0.42
③ 付着性(J/m²)：529

■栄養価（材料記載の1人分）
エネルギー (kcal)	115
水　分　量 (g)	121.8
たんぱく質 (g)	13.7
脂　　質 (g)	4.5
炭水化物 (g)	3.6

材料（1人分）

鶏もも皮なし……………… 40g
水……………………………… 20g
鶏挽肉……………………… 20g
木綿豆腐…………………… 14g
凍結液卵……………………… 7g
　　　　　　　（冷蔵解凍）
スベラカーゼ………………… 2g
　　　　　　　（フードケア）
塩………………………………0.5g
ホワイトペッパー………… 0.01g
冷）にんじん………………… 5g
　　　　（冷蔵解凍　みじん切り）
冷）いんげん………………… 3g
　　　　（冷蔵解凍　みじん切り）
■和風あん（鍋で温めておく）
白だし………………………… 3g
水……………………………… 30g
片栗粉………………………… 1g
溶き水………………………… 2g

作り方

❶ 鍋に湯を沸騰させ，鶏もも皮なしを入れて茹で，ザルにあけておく．
❷ 鍋に湯を沸騰させ，鶏挽肉を入れて茹で，ザルにあけておく．
❸ ホテルパンに豆腐・にんじん・いんげんをそれぞれ並べて蒸す．（料理モード：スチーム／温度：100℃／時間：10分／使用器具：65mm穴あきホテルパン）
❹ ❸はそれぞれ出来次第ブラストチラーで冷却する．
❺ ❶をミキサーに入れ，水・液卵・❹の豆腐・スベラカーゼ・塩・こしょうを入れてミキシングする．
❻ ❺に❷と❸のにんじん・いんげんを入れてよく混ぜ，ホテルパンに入れ，ふたをして蒸す．→庫内温度確認（料理モード：スチーム／温度：100℃／時間：20分／使用器具：65mmホテルパン）＊中心温度75℃・1分以上確認
❼ ❻をブラストチラーで急速冷却する．＊30分以内に20℃以下
❽ ❼をカットし，温めた和風あんをかけて提供する．

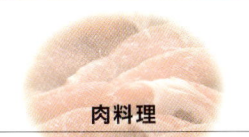

肉料理
ワンタン入り中華スープ

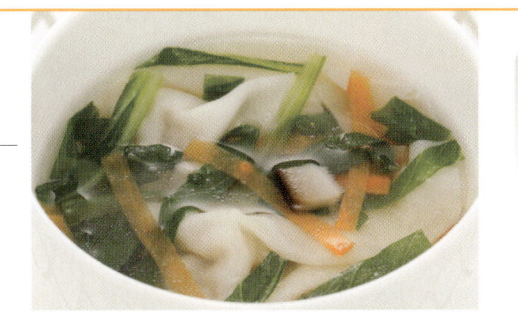

材料（1人分）

肉入りワンタン…12g
　（冷蔵解凍）
チンゲンサイ……10g
　（せん切り）
にんじん…………10g
　（せん切り）
冷）しいたけスライス
　………………5g
　（細切り）

■スープ調味料（あわせておく）
中華スープの素…10g
ごま油…………0.3g
水………………150g
片栗粉…………1.5g
溶き水……………3g

作り方

❶鍋に沸騰した湯に，肉入りワンタンを入れ，5分加熱する．
❷❶にチンゲンサイ・にんじん・しいたけを入れて煮る．
❸調味料を入れ，水溶き片栗粉でとろみをつける．＊中心温度75℃・1分以上確認

ONE POINT MEMO
肉入りワンタンの物性を測定．物性はL2に相当するが，不均質な物性の食事であるので，本レシピはL4相当．

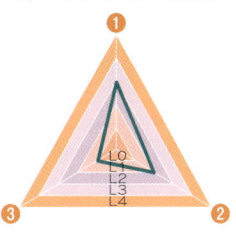

■食品物性
❶かたさ(N/m^2)：10,514
❷凝集性：0.53
❸付着性(J/m^3)：52

■栄養価（材料記載の1人分）

エネルギー（kcal）	47
水分量（g）	186.9
たんぱく質（g）	1.8
脂質（g）	1.4
炭水化物（g）	6.8

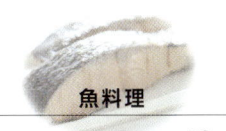

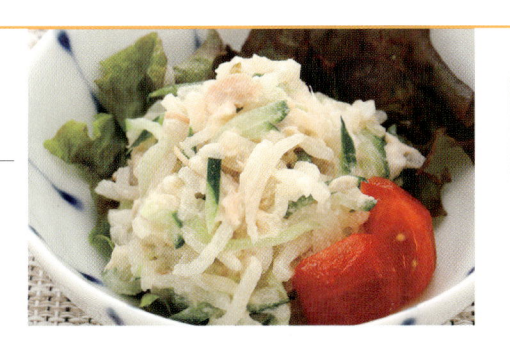

魚料理
ツナサラダ

材料（1人分）

ツナサラダ………10g
　（キユーピー）
だいこん…………40g
　（3mm×3mm×50mmにカット）
きゅうり…………10g
　（3mm×3mm×50mmにカット）
そばつゆ…………2g

作り方

❶鍋に湯を沸騰させ，だいこんを入れて30分加熱し，消毒したザルにあける．＊中心温度75℃・1分以上確認
❷鍋に湯を沸騰させ，きゅうりを入れて5分加熱し，消毒したザルにあける．＊中心温度75℃・1分以上確認
❸❶❷をそれぞれ出来次第，ブラストチラーで急速冷却する．＊30分以内に中心温度20℃以下確認
❹❸の水分を絞り，そばつゆで下味をつけ，ツナサラダで和える．
❺器に❹を盛り付け，提供する．

ONE POINT MEMO
ツナサラダが和え衣になり，まとまりがでる．

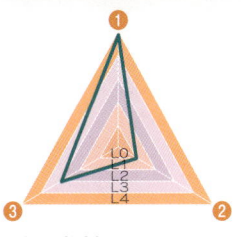

■食品物性
❶かたさ(N/m^2)：15,478
❷凝集性：0.46
❸付着性(J/m^3)：381

■栄養価（材料記載の1人分）

エネルギー（kcal）	43
水分量（g）	54.0
たんぱく質（g）	1.5
脂質（g）	3.0
炭水化物（g）	2.7

L4―肉料理／魚料理

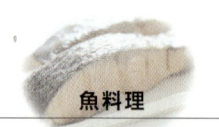

魚料理
はんぺんの卵とじ

ONE POINT MEMO
はんぺんの物性を測定

ふんわり丸はんぺんはくずれやすいので，凍ったままでカットするとよい．物性はL0に相当するが，不均質な物性の食事であるので，本レシピはL4相当．

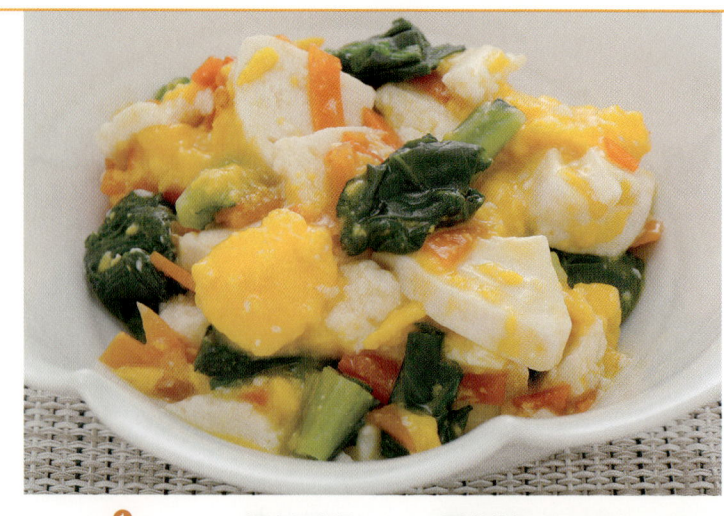

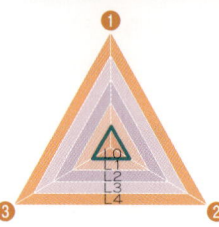

■食品物性
- ❶かたさ(N/㎡)：4,389
- ❷凝集性：0.46
- ❸付着性(J/㎥)：128

■栄養価（材料記載の1人分）

エネルギー (kcal)	96
水 分 量 (g)	105.7
たんぱく質 (g)	4.5
脂 質 (g)	5.0
炭水化物 (g)	8.3

材料（1人分）

ふんわり丸はんぺん………… 30g
　（フードケミファ　スライス）
とろっとたまごプレーン…… 30g
　（キユーピー　冷蔵解凍）
冷）にんじんせん切り……… 15g
　（冷蔵解凍　1cm幅にカット）
冷）こまつな………………… 10g
　（冷蔵解凍　1cm幅にカット）
■調味料（あわせておく）
煮物つゆ……………………… 10g
水……………………………… 30g

作り方

❶鍋に湯を沸騰させ，こまつなを加えて20分加熱し，消毒したザルにあける．

❷にんじんをホテルパンに平らに広げ，蒸す．→庫内温度確認（料理モード：スチーム／温度：100℃／時間：20分／使用器具：65mm穴あきホテルパン）

❸❶❷，はんぺん，とろっとたまごをホテルパンに移し，調味料を入れ，ふたをして蒸し焼きにする．→庫内温度確認（料理モード：コンビ／温度：130℃／加湿：90%／時間：20分／使用器具：65mmホテルパン）
＊中心温度75℃・1分以上確認

❹器に❸を盛り付け，提供する．

魚料理

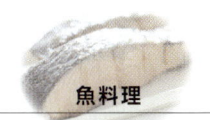

さつま揚げと さといもの煮物

ONE POINT MEMO
ふんわり角天の物性を測定

ふんわり角天はくずれやすいので凍ったままカットする．物性はL2に相当するが，不均質な物性の食事であるので，本レシピはL4相当．

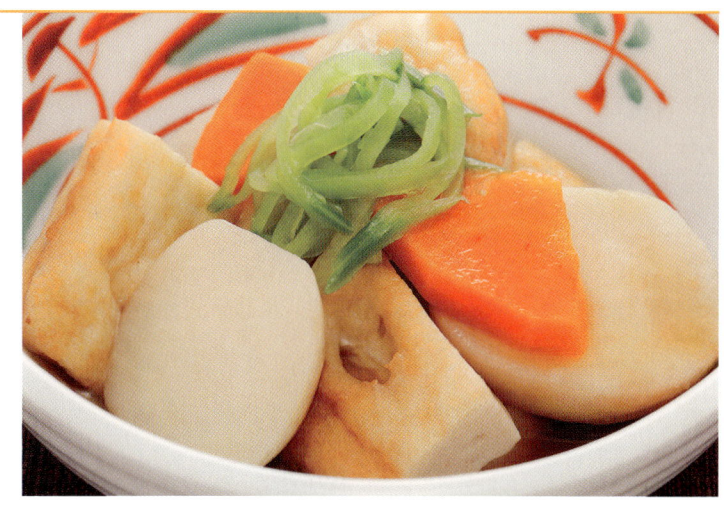

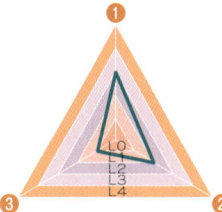

■食品物性
- ❶かたさ(N/m²): 11,430
- ❷凝集性: 0.52
- ❸付着性(J/m³): 132

■栄養価（材料記載の1人分）

エネルギー (kcal)	71
水　分　量 (g)	78.9
たんぱく質 (g)	2.5
脂　　　質 (g)	1.5
炭 水 化 物 (g)	12.0

材料（1人分）

- ふんわり角天 …………………… 15g
  （フードケミファ　1/4にカット）
- 冷）さといもスライス ……… 40g
  （冷蔵解凍）

■調味料
- 煮物つゆ …………………… 10g
- 水 …………………………… 30g
- 片栗粉 ……………………… 1.2g
- 溶き水 ……………………… 2.4g

作り方

❶ 調味料を鍋に沸騰させ，水溶き片栗粉でとろみをつけてあんにする．

❷ 鍋に湯を沸騰させ，ふんわり角天を入れてさっとかき回し，流水で洗い流し，ザルで水気を十分にきる．

❸ さといもをホテルパンに平らに広げ，蒸す．→**庫内温度確認**（料理モード：スチーム／温度：100℃／時間：20分／使用器具：65mm穴あきホテルパン）

❹ ❷❸をホテルパンに移し，❶を入れ，クッキングペーパーをのせ，ふたをして蒸し焼きにする．→**庫内温度確認**（料理モード：コンビ／温度：130℃／加湿：90％／時間：30分／使用器具：65mmホテルパン）
＊中心温度75℃・1分以上確認

❺ 器に❹を盛り付け，提供する．

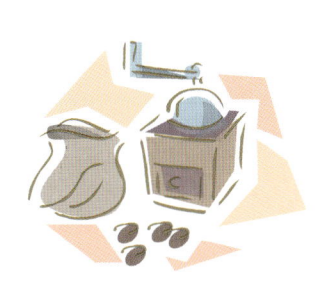

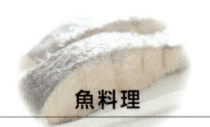

魚料理
お魚だんごの煮物

ONE POINT MEMO
やわらかフィッシュボールの物性を測定
野菜を食べやすくするために煮汁にとろみをつける．物性はL2に相当するが，不均質な物性の食事であるので，本レシピはL4相当．

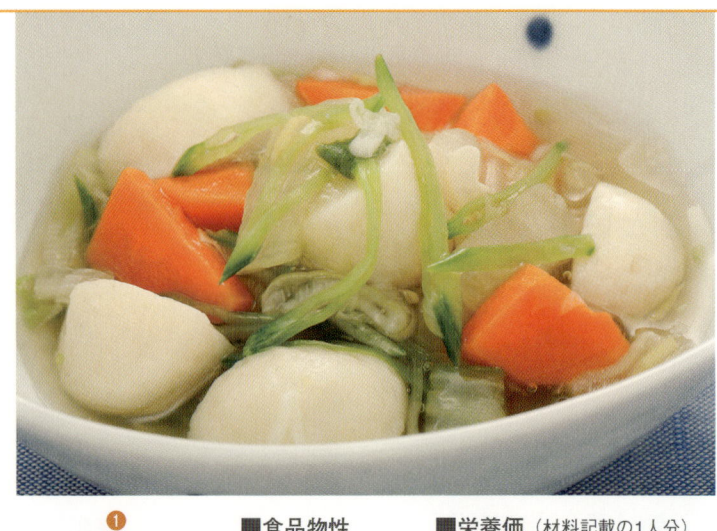

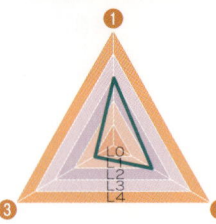

■食品物性
①かたさ(N/m²)：10,790
②凝集性：0.64
③付着性(J/m²)：133

■栄養価（材料記載の1人分）
エネルギー (kcal)	72
水 分 量 (g)	91.0
たんぱく質 (g)	3.6
脂 質 (g)	2.3
炭水化物 (g)	9.5

材料（1人分）

やわらかフィッシュボール…30g
　（日東ベスト　1/2にカット）
はくさい………………… 15g
　（10mm×30mmにカット）
長ねぎ…………………… 10g
　（2mm小口切り）
にんじん………………… 7g
　（2mmいちょう切り）
冷）さやえんどう……… 5g
　（せん切り）

■調味料
煮物つゆ………………… 10g
水………………………… 30g
片栗粉…………………… 1g
溶き水…………………… 2g

作り方

❶調味料を鍋に沸騰させ，一度沸騰したら，水溶き片栗粉でとろみをつけてあんにする．

❷冷）やわらかフィッシュボールをホテルパンに平らに広げ，蒸す．→庫内温度確認（料理モード：スチーム／温度100℃／時間：10分／使用器具：65mm穴あきホテルパン）

❸❷と同時に，さやえんどうを穴あきホテルパンに平らに広げ，蒸す．→庫内温度確認（料理モード：スチーム／温度100℃／時間：10分／使用器具：65mm穴あきホテルパン）

❹❷と同時に，にんじん・はくさい・長ねぎをホテルパンに平らに広げ，蒸す．→庫内温度確認（料理モード：スチーム／温度：100℃／時間：20分／使用器具：65mm穴あきホテルパン）

❺❷❸❹をホテルパンに移し，❶を入れ，クッキングペーパーをのせ，ふたをして蒸し焼きにする．→庫内温度確認（料理モード：コンビ／温度：130℃／加湿：90％／時間：30分／使用器具：65mmホテルパン）
＊中心温度75℃・1分以上確認

❻器に❺を盛り付け，提供する．

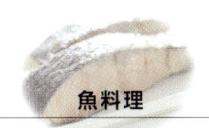

魚料理
やわらかつみれの煮物

ONE POINT MEMO
ふんわり鰯ボールの物性を測定

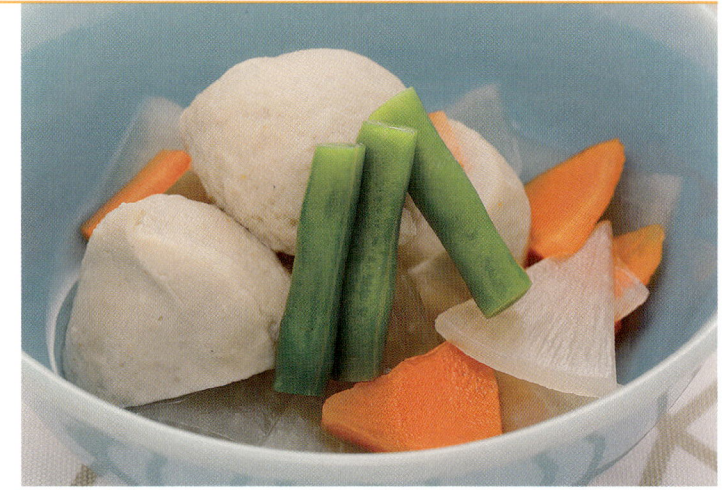

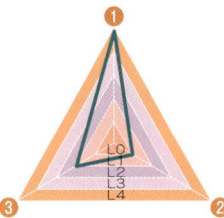

■食品物性
- ❶ かたさ(N/㎡)：23,375
- ❷ 凝集性：0.45
- ❸ 付着性(J/㎡)：359

■栄養価（材料記載の1人分）

エネルギー（kcal）	88
水分量（g）	91.7
たんぱく質（g）	4.3
脂質（g）	4.1
炭水化物（g）	8.2

材料（1人分）

- ふんわり鰯ボール……………30g
  （フードケミファ 1/2にカット）
- だいこん…………………… 20g
  （2mmいちょう切り）
- 長ねぎ……………………… 10g
  （2mm小口切り）
- にんじん…………………… 5g
  （2mmいちょう切り）
- 冷）いんげん2S ………… 5g
  （2cm幅にカット）

■調味料（あわせておく）
- 煮物つゆ…………………… 10g
- 水…………………………… 30g

作り方

❶ 鍋に湯を沸騰させ，だいこんを入れ，30分加熱し，ザルにあける．

❷ 鍋に湯を沸騰させ，いんげんを入れ，20分加熱し，ザルにあける．
＊中心温度75℃・1分以上確認

❸ にんじん・長ねぎをホテルパンに平らに広げ，蒸す．→**庫内温度確認**（料理モード：スチーム／温度：100℃／時間：20分／使用器具：65mm穴あきホテルパン）

❹ ❸と同時に，ふんわり鰯ボールをホテルパンに平らに広げ，蒸す．→**庫内温度確認**（料理モード：スチーム／温度：100℃／時間：10分／使用器具：65mm穴あきホテルパン）

❺ ❶❸❹をホテルパンに移し，クッキングペーパーをのせ，調味料を入れ，ふたをして蒸し焼きにする．→**庫内温度確認**（料理モード：コンビ／温度：130℃／加湿：90%／時間：30分／使用器具：65mmホテルパン）＊中心温度75℃・1分以上確認

❻ 器に❺を盛り付け，いんげんをちらして提供する．

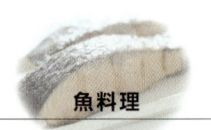

魚料理
白身魚の菜種蒸し

ONE POINT MEMO
からすがれいの物性を測定

表面が乾かないようにあんをかける．物性はL3に相当するが，L3はペースト状の食事であるので，本レシピはL4相当．

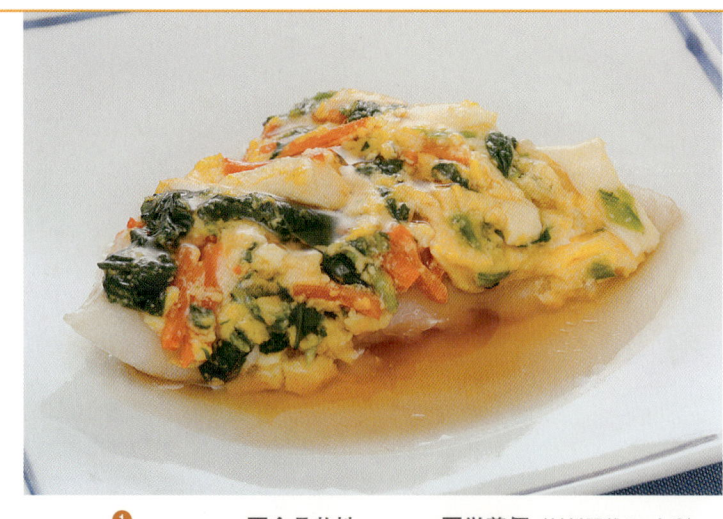

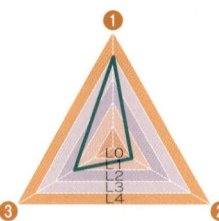

■食品物性
- ❶かたさ(N/m²)：12,283
- ❷凝集性：0.48
- ❸付着性(J/m³)：289

■栄養価（材料記載の1人分）
エネルギー (kcal)	154
水　分　量 (g)	110.9
たんぱく質 (g)	9.1
脂　　質 (g)	11.0
炭水化物 (g)	4.3

■材料（1人分）
- からすがれい（1切れ） …… 60g
- サラダ油 ……………………… 2g
- 酒 ……………………………… 2g
- 塩 …………………………… 0.2g
- ホワイトペッパー ………… 0.01g
- 片栗粉 ………………………… 1g
- 冷）ほうれんそう ………… 15g
  （冷蔵解凍　2cmにカット）
- ふわふわエッグ …………… 15g
  （キユーピー　冷蔵解凍）
- 冷）にんじんせん切り ……… 5g
  （冷蔵解凍　1cmにカット）

■調味料（あわせておく）
- そばつゆ ……………………… 4g
- 水 …………………………… 32g
- 片栗粉 ………………………… 1g
- 溶き水 ………………………… 2g

作り方
❶専用バットに魚を並べ，酒・サラダ油・塩・こしょうをふり，15分漬け込む．

❷表面の水分をクッキングペーパーでふきとり，茶漉しで片栗粉をまんべんなくふる．

❸調味料を鍋に沸騰させ，一度沸騰したら，水溶き片栗粉でとろみをつけてあんにする．＊中心温度75℃・1分以上確認

❹ホテルパンにクッキングシートを敷き，❷を並べて蒸す．→庫内温度確認（料理モード：スチーム／温度：100℃／時間：3分／使用器具：65mm穴あきホテルパン）

❺ホテルパンにほうれんそう・にんじんを並べ，蒸す．→庫内温度確認（料理モード：スチーム／温度：100℃／時間：20分／使用器具：65mm穴あきホテルパン）

❻❺のほうれんそう・にんじん・ふわふわエッグをあわせ，❹の魚の表面にのせる．

❼ホテルパンにクッキングシートを敷き，❻を並べて蒸す．→庫内温度確認（料理モード：スチーム／温度：100℃／時間：7分／使用器具：65mm穴あきホテルパン）＊中心温度75℃・1分以上確認

❽器に❼を盛り付け，❸をかけて提供する．

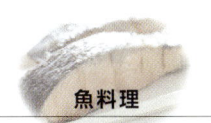

魚料理
白身魚の
とろろ蒸し

ONE POINT MEMO
からすがれいの物性を測定
表面が乾かないようにあんをかける．
物性はL3に相当するが，L3はペースト状の食事であるので，本レシピはL4相当．

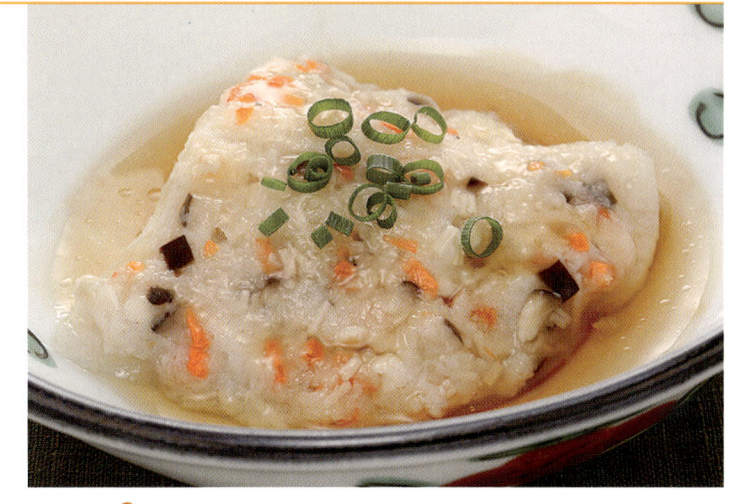

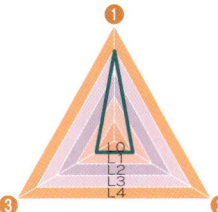

■食品物性
① かたさ(N/m²)：14,104
② 凝集性：0.47
③ 付着性(J/m³)：160

■栄養価（材料記載の1人分）
エネルギー (kcal)	139
水　分　量 (g)	104.6
たんぱく質 (g)	8.2
脂　　質 (g)	8.9
炭水化物 (g)	6.8

材料（1人分）

からすがれい（1切れ）……60g
　　　　　　　　　（冷蔵解凍）
サラダ油……………………… 2g
酒……………………………… 2g
塩…………………………… 0.3g
片栗粉………………………… 1g
冷）とろろいも…………… 15g
　　　　　　　　　（冷蔵解凍）
えのきたけ…………………… 5g
　　　　　　　　（みじん切り）
冷）しいたけスライス……… 5g
　　　（冷蔵解凍　みじん切り）
にんじん……………………… 2g
　　　　　　　　（みじん切り）
■調味料（あわせておく）
そばつゆ……………………… 4g
砂糖…………………………… 1g
水…………………………… 32g
片栗粉………………………… 1g
溶き水………………………… 2g

作り方

❶ 専用バットに魚を並べ，酒・サラダ油・塩をふり，15分漬け込む．
❷ 表面の水分をクッキングペーパーでふきとり，茶漉しで片栗粉をまんべんなくふる．
❸ 鍋に調味料を入れ，沸騰したら水溶き片栗粉であんにする．＊中心温度75℃・1分以上確認
❹ ホテルパンにクッキングシートを敷き，❷を並べ，蒸す．→**庫内温度確認**（料理モード：スチーム／温度：100℃／時間：3分／使用器具：65mm穴あきホテルパン）
❺ ホテルパンににんじん・えのきたけ・しいたけを並べ，蒸す．→**庫内温度確認**（料理モード：スチーム／温度：100℃／時間：20分／使用器具：65mm穴あきホテルパン）
❻ とろろに❺をあわせる．
❼ ❹のあくを捨て，❻をのせて蒸す．→**庫内温度確認**（料理モード：スチーム／温度：100℃／時間：7分／使用器具：65mm穴あきホテルパン）＊中心温度75℃・1分以上確認
❽ 器に❼を盛り付け，❸をかけて提供する．

L4─魚料理

魚料理
かれいのピカタ

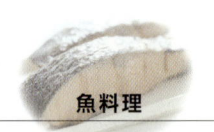

ONE POINT MEMO
からすがれいの物性を測定

魚を卵液で被った後，焼くと表面が固くなるので，スチームで仕上げる．

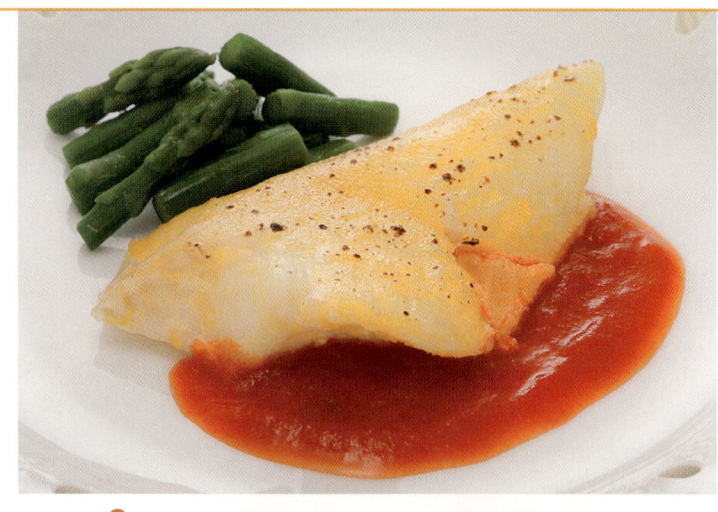

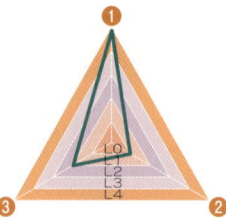

■食品物性
- ①かたさ(N/㎡)：15,696
- ②凝集性：0.45
- ③付着性(J/㎡)：269

■栄養価（材料記載の1人分）

エネルギー (kcal)	166
水 分 量 (g)	77.0
たんぱく質 (g)	9.3
脂 質 (g)	12.9
炭水化物 (g)	2.6

材料（1人分）

- からすがれい（1切れ）……60g（冷蔵解凍）
- サラダ油………………………2g
- 酒………………………………2g
- 塩………………………………0.3g
- ホワイトペッパー……………0.01g
- 小麦粉…………………………1g
- 凍結全卵………………………10g（冷蔵解凍）
- サラダ油………………………3g

■調味料
- トマトソース…………………10g（カゴメ）

■付け合わせ
- 冷）グリーンアスパラガス…15g（冷蔵解凍　2cmにカット）

作り方

❶専用バットに魚を並べ，酒・サラダ油・塩・こしょうをふり，15分漬け込む．

❷表面の水分をクッキングペーパーでふきとり，茶漉しで片栗粉をまんべんなくふる．

❸ホテルパンにクッキングシートを敷き，❷を並べて蒸す．→**庫内温度確認**（料理モード：スチーム／温度：100℃／時間：3分／使用器具：65mm穴あきホテルパン）

❹液卵と油をあわせる

❺❸のあくを捨て，❹を刷毛で表面に塗り，蒸す．→**庫内温度確認**（料理モード：スチーム／温度：100℃／時間：7分／使用器具：65mm穴あきホテルパン）＊中心温度75℃・1分以上確認

❻鍋に湯を沸騰させ，アスパラを入れて20分加熱し，消毒済みのザルにあける．＊中心温度75℃・1分以上確認

❼鍋にトマトソースを入れ，加熱する．＊中心温度75℃・1分以上確認

❽器に❺❻を盛り，❼をかけて提供する．

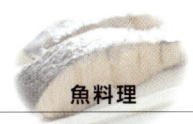

魚料理
魚の野菜あんかけ

ONE POINT MEMO
からすがれいの物性を測定
表面が乾かないようにあんをかける．

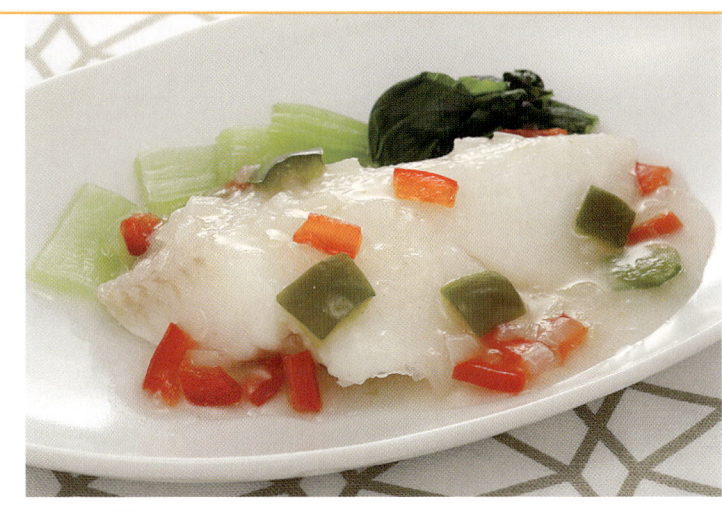

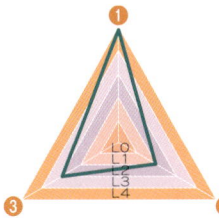

■食品物性
1. かたさ (N/m²)：20,712
2. 凝集性：0.55
3. 付着性 (J/m²)：236

■栄養価（材料記載の1人分）
エネルギー	(kcal)	127
水 分 量	(g)	100.3
たんぱく質	(g)	7.7
脂 質	(g)	8.9
炭水化物	(g)	3.6

材料（1人分）

からすがれい（1切れ）	60g
	（冷蔵解凍）
サラダ油	2g
酒	2g
塩	0.2g
ホワイトペッパー	0.01g
片栗粉	1g
冷）たまねぎみじん	10g
冷）ピーマン赤	5g
	（冷蔵解凍　1cm幅にカット）
冷）ピーマン緑	5g
	（冷蔵解凍　1cm幅にカット）

■調味料（あわせておく）

中華スープの素	4g
水	32g
片栗粉	1g
溶き水	2g

作り方

❶ 専用バットに魚を並べ，酒・サラダ油・塩・こしょうをふり，15分漬け込む．

❷ 表面の水分をクッキングペーパーでふきとり，茶漉しで片栗粉をまんべんなくふる．

❸ ホテルパンにクッキングシートを敷き，❷を並べて蒸す．**→庫内温度確認**（料理モード：スチーム／温度：100℃／時間：10分／使用器具：65mm穴あきホテルパン）＊中心温度75℃・1分以上確認

❹ ホテルパンにたまねぎ・赤ピーマン・緑ピーマンを平らに並べ，蒸す．**→庫内温度確認**（料理モード：スチーム／温度：100℃／時間：20分／使用器具：65mm穴あきホテルパン）＊中心温度75℃・1分以上確認

❺ 鍋に調味料を入れ沸騰させ，❹を入れ，一度沸騰したら，水溶き片栗粉でとろみをつけてあんにする．

❻ 器に❸を盛り付け，❺をかけて提供する．

魚料理
かれいの治部煮

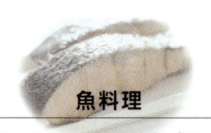

ONE POINT MEMO
からすがれいの物性を測定

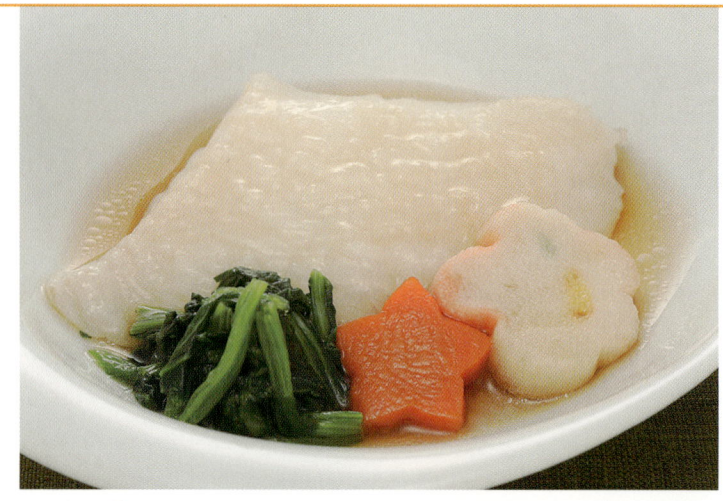

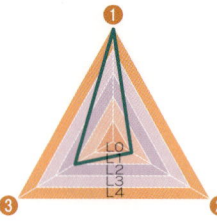

■食品物性
① かたさ(N/m²)：27,693
② 凝集性：0.55
③ 付着性(J/m²)：70

■栄養価（材料記載の1人分）
エネルギー	(kcal)	138
水 分 量	(g)	84.9
たんぱく質	(g)	7.7
脂 質	(g)	8.8
炭水化物	(g)	6.6

材料（1人分）

からすがれい（1切れ） …… 60g
　　　　　　　　　　　（冷蔵解凍）
酒………………………… 2g
サラダ油………………… 2g
片栗粉…………………… 1g
■調味料（あわせておく）
煮物つゆ………………… 15g
水………………………… 30g

作り方

❶専用バットに魚を並べ，酒・サラダ油をふり，15分漬け込む．
❷表面の水分をクッキングペーパーでふきとり，茶漉しで片栗粉をまんべんなくふる．
❸ホテルパンにクッキングシート敷き，❷を並べて表面を蒸す．**→庫内温度確認**（料理モード：スチーム／温度100℃／時間：3分／使用器具：65mmホテルパン）
❹❸から出たあくを捨て，クッキングペーパーをのせ，調味料を上から加え，ふたをして蒸し焼きにする．**→庫内温度確認**（料理モード：コンビ／温度：130℃／加湿：90％／時間：30分／使用器具：65mmホテルパン）＊中心温度75℃・1分以上確認
❺器に❹を盛り付け，提供する．

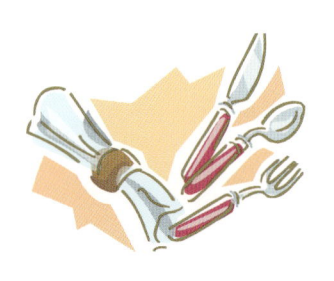

魚料理
かれいの西京焼き

ONE POINT MEMO
かれいの物性を測定
高温で焼くと表面が固くなるので，低めのコンビモードで蒸し焼きにする．

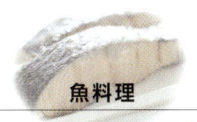

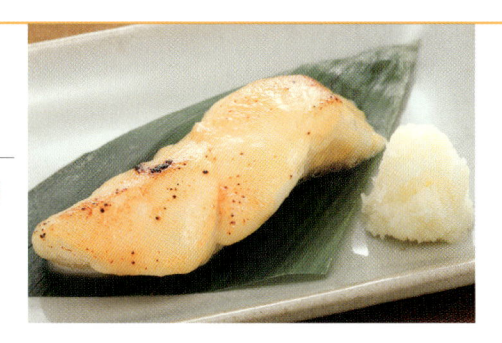

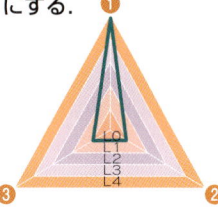

材料（1人分）
かれいの西京焼き（1切れ）………… 60g
冷）だいこんおろし
　　　………… 20g
　　（冷蔵解凍）

作り方
❶ホテルパンにクッキングシートを敷き，魚を並べて蒸し焼きにする．→庫内温度確認（料理モード：コンビ／温度：130℃／加湿：90％／時間：7分／使用器具：30mmホテルパン）＊中心温度75℃・1分以上確認
❷冷）だいこんおろしをザルにあけ，水気をきる．
❸器に❶❷を盛り付け，提供する．

■食品物性
❶かたさ（N/m²）：21,835
❷凝集性：0.49
❸付着性（J/m³）：143

■栄養価（材料記載の1人分）

エネルギー（kcal）	95
水分量（g）	64.0
たんぱく質（g）	7.5
脂質（g）	6.8
炭水化物（g）	1.0

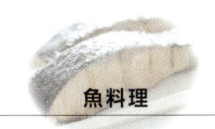

魚料理
あじの おろしあんかけ

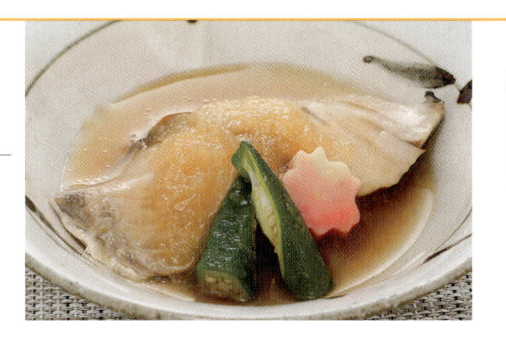

ONE POINT MEMO
あじ（脂肪が多いノルウェー産を使用）の物性を測定．時間がたつと固くなるので，おろしあんで表面を被う．

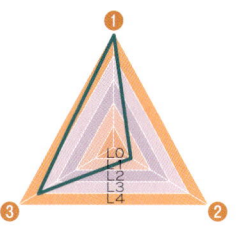

材料（1人分）
あじ（1切れ）… 60g
　　　（冷蔵解凍）
酒………………… 2g
サラダ油………… 2g
片栗粉…………… 2g
冷）だいこんおろし
　　　………… 30g
■調味料（冷蔵解凍）
煮物つゆ………… 10g
水………………… 20g
とろみ剤………… 0.8g

作り方
❶ホテルパンに魚を並べ，酒・サラダ油をふり，15分漬け込む．
❷表面の水分をクッキングペーパーでふきとり，茶漉しで❶の表面に片栗粉をまんべんなくふりかける．
❸ホテルパンに，クッキングシートを敷き，❷を並べ，蒸す．（料理モード:バイオ／温度：85℃／時間：芯温調理75℃／使用器具：65mm穴あきホテルパン）
❹鍋にだいこんおろしと調味料を入れて沸騰させ，とろみをつけてあんにする．
❺器に❸の魚を盛り付け，❹のあんをかけて提供する．

■食品物性
❶かたさ（N/m²）：29,492
❷凝集性：0.48
❸付着性（J/m³）：706

■栄養価（材料記載の1人分）

エネルギー（kcal）	134
水分量（g）	132.0
たんぱく質（g）	12.9
脂質（g）	4.2
炭水化物（g）	10.4

L4―魚料理

魚料理
あじの南蛮漬け

ONE POINT MEMO
あじは，脂肪を多く含むノルウェー産を使用．あじの物性を測定．通常の南蛮漬けは揚げ調理を行うが，やわらかく仕上げるため，スチーム調理を行う．

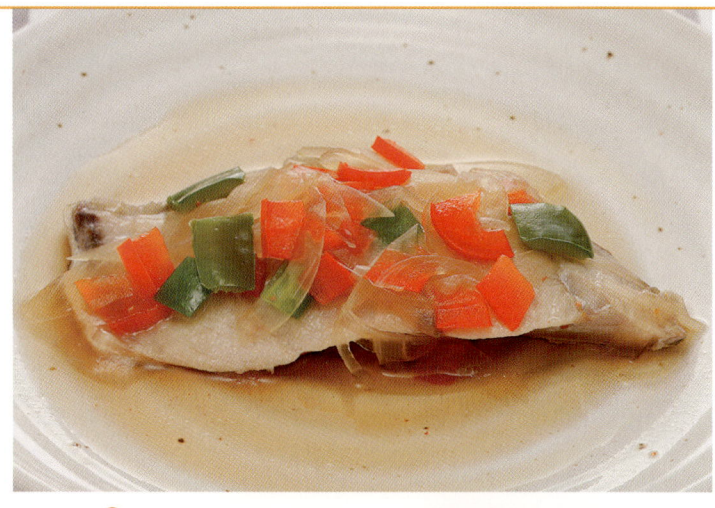

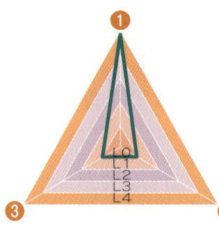

■食品物性
- ❶かたさ(N/m²)：32,438
- ❷凝集性：0.44
- ❸付着性(J/m³)：78

■栄養価（材料記載の1人分）

エネルギー (kcal)	135
水　分　量 (g)	92.1
たんぱく質 (g)	12.9
脂　　質 (g)	5.1
炭水化物 (g)	7.9

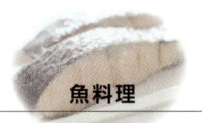

材料（1人分）

- あじ（1切れ） ………… 60g
  （冷蔵解凍）
- サラダ油 ………………… 2g
- 酒 ………………………… 2g
- 塩 ………………………… 0.2g
- ホワイトペッパー ……… 0.01g
- 片栗粉 …………………… 1g
- 冷）たまねぎスライス …… 15g
  （冷蔵解凍）
- 冷）ピーマン緑 …………… 5g
  （冷蔵解凍　1cm幅にカット）
- 冷）ピーマン赤 …………… 5g
  （冷蔵解凍　1cm幅にカット）

■調味料（あわせておく）
- 昆布ポン酢 ……………… 10g
- 水 ………………………… 15g
- 砂糖 ……………………… 4g
- ごま油 …………………… 1g
- 七味唐辛子 ……………… 0.01g

作り方

❶専用バットに魚を並べ，酒・サラダ油・塩・こしょうをふり，15分漬け込む．

❷表面の水分をクッキングペーパーでふきとり，茶漉しで片栗粉をまんべんなくふる．

❸ホテルパンにクッキングシートを敷き，❷を並べ，蒸す．→**庫内温度確認**（料理モード：スチーム／温度：100℃／時間：3分／使用器具：65mm穴あきホテルパン）

❹穴あきホテルパンに各ピーマン・たまねぎを並べ，蒸す．→**庫内温度確認**（料理モード：スチーム／温度：100℃／時間：20分／使用器具：65mm穴あきホテルパン）＊中心温度75℃・1分以上確認

❺❹をブラストチラーで急速冷却する．＊30分以内に芯温20℃以下

❻ホテルパンに❺と調味料を入れ，漬けだれを作る．

❼❸のあくを捨て，蒸す．→**庫内温度確認**（料理モード：スチーム／温度：100℃／時間：7分／使用器具：30mmホテルパン）＊中心温度75℃・1分以上確認

❽❻に❼を漬け込む．

❾器に❽を盛り付け，提供する．

魚料理

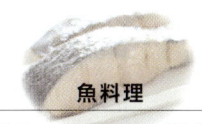

ぎんだらの煮付け

ONE POINT MEMO
ぎんだらの物性を測定

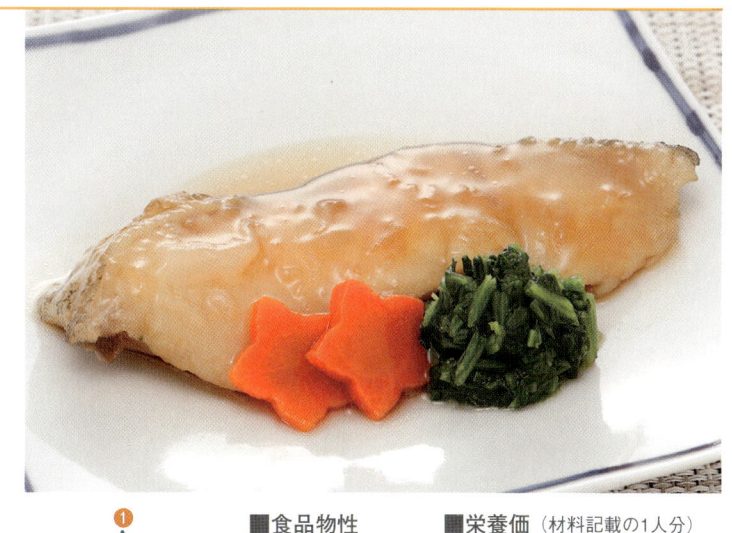

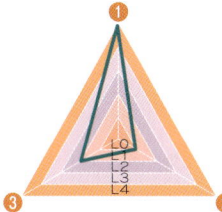

■食品物性
❶かたさ(N/m²)：19,031
❷凝集性：0.44
❸付着性(J/m³)：374

■栄養価 （材料記載の1人分）

エネルギー (kcal)	179
水　分　量 (g)	81.0
たんぱく質 (g)	8.1
脂　　質 (g)	12.5
炭水化物 (g)	6.4

材料（1人分）

ぎんだら（1切れ） …………60g
　（皮目に切り込みを入れる）
酒……………………………… 2g
サラダ油……………………… 2g
片栗粉………………………… 1g
■調味料
煮物つゆ………………………15g
水………………………………30g

作り方

❶専用バットに魚を並べ，酒・サラダ油をふり，15分漬け込む．
❷表面の水分をクッキングペーパーでふきとり，茶漉しで片栗粉をまんべんなくふる．
❸ホテルパンにクッキングシート敷き，❷を並べ，蒸す．→**庫内温度確認**（料理モード：スチーム／温度：100℃／時間：3分／使用器具：65mm穴あきホテルパン）
❹ホテルパンに❸を移し，クッキングペーパーをのせ，調味料を入れ，ふたをして蒸し焼きにする．→**庫内温度確認**（料理モード：コンビ／温度：130℃／加湿：90％／時間：30分／使用器具：65mmホテルパン）
＊中心温度75℃・1分以上確認
❺器に❹を盛り付け，提供する．

L4―魚料理

魚料理

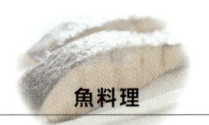

鮭のおろし煮 ゆず風味

ONE POINT MEMO
脂肪を多く含むトラウトサーモンを使用．サーモンの物性を測定
サーモンが乾くと固くなるので，あんで表面を被う．

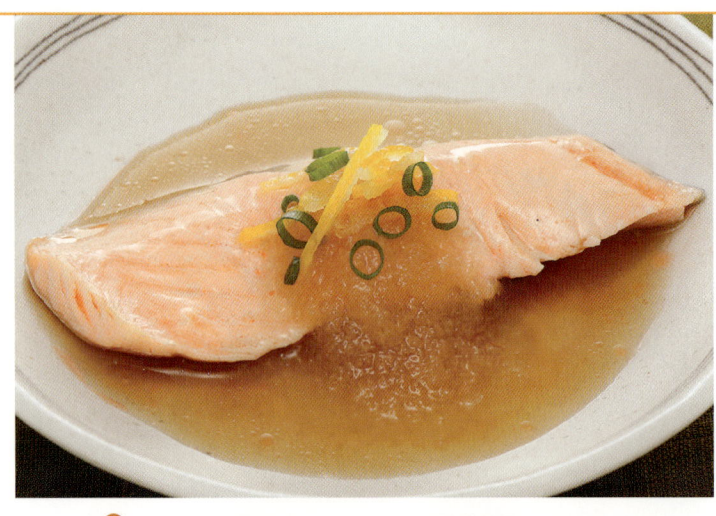

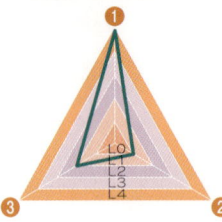

■食品物性
- ①かたさ(N/m²)：34,530
- ②凝集性：0.48
- ③付着性(J/m²)：253

■栄養価（材料記載の1人分）

エネルギー	(kcal)	186
水分量	(g)	96.7
たんぱく質	(g)	12.9
脂質	(g)	10.8
炭水化物	(g)	7.2

材料（1人分）

- トラウトサーモン（1切れ） ················· 60g （冷蔵解凍）
- 酒 ································ 2g
- サラダ油 ························· 2g
- 片栗粉 ··························· 1g
- ■調味料（あわせておく）
- 煮物つゆ ························ 15g
- 水 ································ 30g
- 冷）だいこんおろし ············ 20g （冷蔵解凍）
- 刻みゆず ······················· 0.1g

作り方

❶専用バットに魚を並べ，酒・サラダ油をふり，15分漬け込む．
❷表面の水分をクッキングペーパーでふきとり，茶漉しで片栗粉をまんべんなくふる．
❸ホテルパンにクッキングシート敷き，❷を並べ，蒸す．→庫内温度確認（料理モード：スチーム／温度：100℃／3分／使用器具：65mm穴あきホテルパン）
❹ホテルパンに❸・だいこんおろしを加え，クッキングペーパーをのせ，調味料を入れ，ふたをして蒸し焼きにする．→庫内温度確認（料理モード：コンビ／温度：130℃／加湿：90％／時間：30分／使用器具：65mmホテルパン）＊中心温度75℃・1分以上確認
❺器に❹を盛り付け，刻みゆずをちらして提供する．

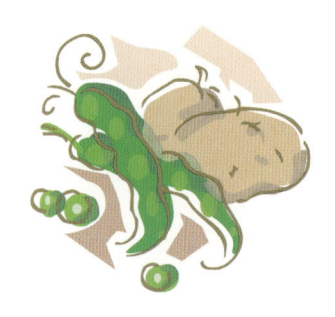

魚料理

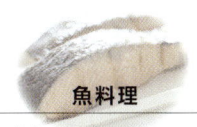

鮭のムニエル タルタルソースかけ

ONE POINT MEMO
脂肪を多く含むトラウトサーモンを使用．サーモンの物性を測定

通常のムニエルは焼き調理を行うが，表面が固くなるので，低温のコンビモードで蒸し焼きにする．

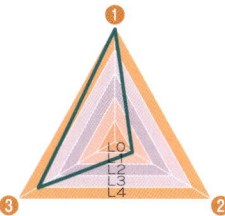

■食品物性

❶ かたさ (N/m²)：37,469
❷ 凝集性：0.48
❸ 付着性 (J/m³)：702

■栄養価（材料記載の1人分）

エネルギー (kcal)	224
水分量 (g)	61.0
たんぱく質 (g)	13.1
脂質 (g)	16.9
炭水化物 (g)	2.6

材料（1人分）

トラウトサーモン（1切れ）
　‥‥‥‥‥‥‥‥‥‥‥‥‥ 60g
サラダ油‥‥‥‥‥‥‥‥‥‥ 2g
酒‥‥‥‥‥‥‥‥‥‥‥‥‥ 2g
塩‥‥‥‥‥‥‥‥‥‥‥‥‥ 0.2g
ホワイトペッパー‥‥‥‥‥ 0.01g
片栗粉‥‥‥‥‥‥‥‥‥‥‥ 1g
冷）たまねぎみじん‥‥‥‥‥ 5g
　　　（冷蔵解凍）
冷）グリーンアスパラガス‥ 15g
　　　（冷蔵解凍　2cmにカット）
■調味料
タルタルソース‥‥‥‥‥‥ 10g

作り方

❶専用バットに魚を並べ，酒・サラダ油・塩・こしょうをふり，15分漬け込む．

❷表面の水分をペーパータオルでふきとり，茶漉しで片栗粉をまんべんなくふる．

❸鍋に湯を沸騰させ，アスパラを入れて20分加熱し，消毒したザルにあける．＊中心温度75℃・1分以上確認．

❹たまねぎをホテルパンに平らに広げ，蒸す．→庫内温度確認（料理モード：スチーム／温度：100℃／時間：20分／使用器具：65mm穴あきホテルパン）

❺❸❹それぞれ出来次第，ブラストチラーで急速冷却する．＊30分以内に芯温20℃以下

❻ホテルパンにクッキングシートを敷き，❷を並べ，表面を蒸す．→庫内温度確認（料理モード：スチーム／温度：100℃／時間：3分／使用器具：65mm穴あきホテルパン）

❼❻から出たあくを捨て，蒸し焼きにする．→庫内温度確認（料理モード：コンビ／温度：130℃／加湿：90％／時間：7分／使用器具：65mm穴あきホテルパン）＊中心温度75℃・1分以上確認

❽タルタルソースへ❺のたまねぎを入れ，ソースを作る．

❾器に❼を盛り，❽のソースと❸を添えて提供する．

魚料理

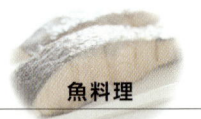

えびサンドと野菜の煮物

ONE POINT MEMO
えびサンドの物性を測定

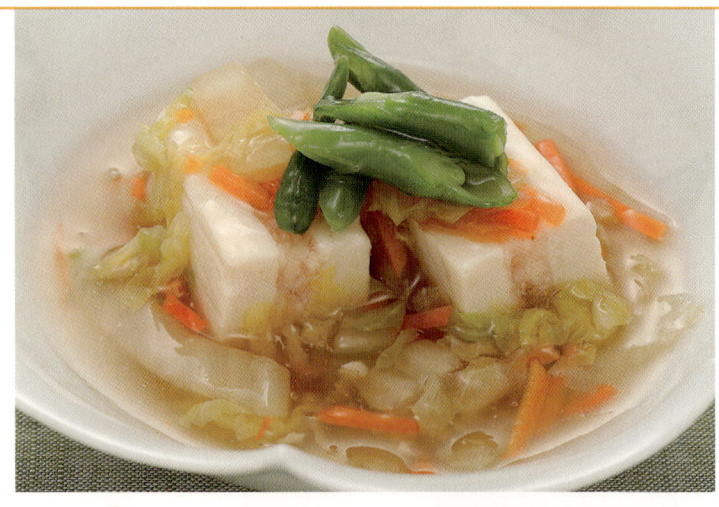

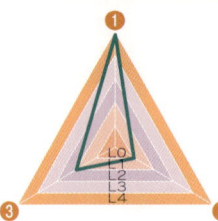

■食品物性

1 かたさ(N/m²)：18,656
2 凝集性：0.47
3 付着性(J/m²)：234

■栄養価（材料記載の1人分）

エネルギー (kcal)	51
水 分 量 (g)	130.3
たんぱく質 (g)	4.3
脂 質 (g)	3.1
炭水化物 (g)	5.9

材料（1人分）

えびサンド25g ……………… 50g
　（ふくなお　1/2にカットし冷蔵保管）
はくさい ……………………… 30g
　（10mm×30mmにカット）
冷）にんじんせん切り ……… 20g
　（冷蔵解凍　1cmにカットし冷蔵保管）
■調味料（あわせておく）
白だし ………………………… 4g
水 ……………………………… 40g
片栗粉 ………………………… 1.2g
溶き水 ………………………… 2.4g

作り方

❶はくさい・にんじんを，穴あきホテルパンに広げて蒸す．→庫内温度確認（料理モード：スチーム／温度：100℃／時間：20分／使用器具：65mm穴あきホテルパン）

❷鍋に調味料を入れて沸騰させ，水溶き片栗粉でとろみをつけてあんにする．

❸❶❷とえびサンドをホテルパンに移し，クッキングペーパーをのせ，ふたをして蒸し焼きにする．→庫内温度確認（料理モード：コンビ／温度：130℃／加湿：90%／時間：30分／使用器具：65mm穴あきホテルパン）＊中心温度75℃・1分以上確認

❹器に❸を盛り付け，提供する．

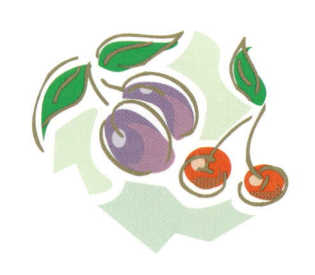

魚料理
かにの重ね蒸し

ONE POINT MEMO
かにの重ね蒸しの物性を測定

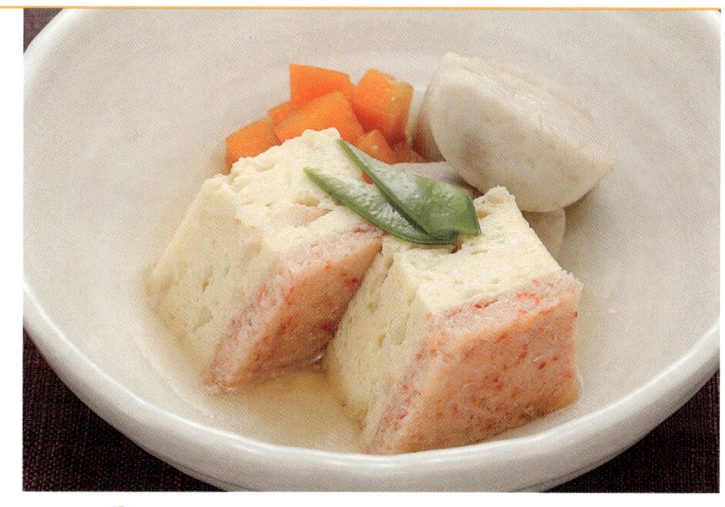

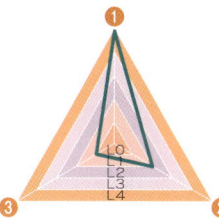

■食品物性
① かたさ (N/m²)：26,023
② 凝集性：0.69
③ 付着性 (J/m²)：147

■栄養価（材料記載の1人分）

エネルギー (kcal)	88
水分量 (g)	52.0
たんぱく質 (g)	5.6
脂質 (g)	5.2
炭水化物 (g)	4.7

材料（1人分）

かにの重ね蒸し ………………… 50g
　　　　（味の素　冷蔵解凍）

■調味料A（あわせておく）
煮物つゆ …………………… 3g
水 ………………………… 15g
片栗粉 ……………………… 0.5g
溶き水 ……………………… 1g

冷）さといも1/4カット …… 15g
　　　　（冷蔵解凍）
にんじん（1cm角にカット）
　 ……………………………… 15g

■調味料B（あわせておく）
煮物つゆ …………………… 6g
水 ………………………… 24g

作り方

❶ 調味料Aを鍋に沸騰させ，一度沸騰したら，水溶き片栗粉でとろみをつけてあんにする．

❷ ホテルパンにクッキングシートを敷き，かにの重ね蒸しを並べ，蒸す．→庫内温度確認（料理モード：スチーム／温度：100℃／時間：10分／使用器具：30mmホテルパン）＊中心温度75℃・1分以上確認

❸ ホテルパンにクッキングシートを敷き，さといも，にんじんを並べて蒸す．→庫内温度確認（料理モード：スチーム／温度：100℃／時間：20分／使用器具：65mmホテルパン）

❹ ❸に調味料Bを加え，クッキングペーパーをのせ，ふたをして蒸し焼きにする．→庫内温度確認（料理モード：コンビ／温度：130℃／加湿：90%／時間：30分／使用器具：65mmホテルパン）＊中心温度75℃・1分以上確認

❺ 器に❷❹を盛り付け，❶をかけて提供する．

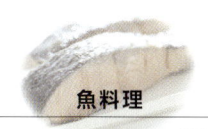

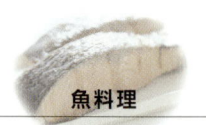

魚料理
いか入り野菜の煮物

ONE POINT MEMO
やわらかいかの物性を測定

物性はL3に相当するが，L3はペースト状の食事であるので，本レシピはL4相当．

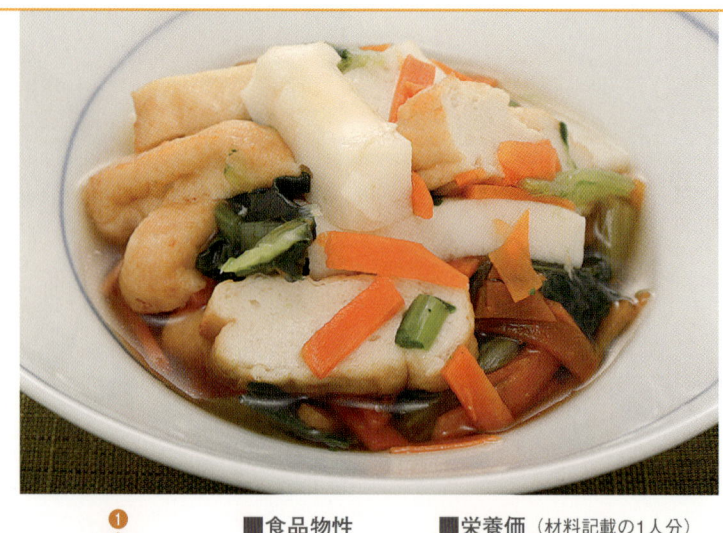

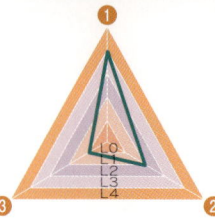

■食品物性
- ❶かたさ(N/m²)：12,752
- ❷凝集性：0.62
- ❸付着性(J/m²)：9

■栄養価（材料記載の1人分）

エネルギー（kcal）	76
水　分　量（g）	112.4
たんぱく質（g）	4.6
脂　　質（g）	2.6
炭水化物（g）	8.7

材料（1人分）

- やわらかいか……………… 20g
  （ふくなお　5mmスライスにカット）
- ふんわり角天……………… 20g
  （フードケミファ　5mmスライスにカット）
- 冷）こまつな……………… 30g
  （冷蔵解凍　2cmにカット）
- 冷）にんじん短冊………… 20g
  （冷蔵解凍　1cm幅にカット）
- ■調味料（あわせておく）
- 煮物つゆ…………………… 10g
- 水…………………………… 30g

作り方

❶鍋に湯を沸騰させ，こまつなを入れて20分加熱し，消毒したザルにあける．＊中心温度75℃・1分以上確認

❷❶をブラストチラーで急速冷却する．＊30分以内に芯温20℃以下

❸鍋に湯を沸騰させ，ふんわり角天を入れて加熱し，ザルにあけて湯きりをする．

❹にんじんを，ホテルパンに広げて蒸す．→庫内温度確認（料理モード：スチーム／温度：100℃／時間：20分／使用器具：65mm穴あきホテルパン）

❺❸❹とやわらかいかをホテルパンに移し，クッキングペーパーをのせ，調味料を上から加え，ふたをして蒸し焼きする．→庫内温度確認（料理モード：コンビ／温度：130℃／加湿：90％／時間：30分／使用器具：65mm穴あきホテルパン）＊中心温度75℃・1分以上確認

❻器に❺❷を盛り付け，提供する．

卵料理

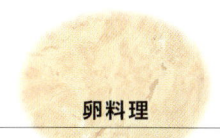

卵とじ

ONE POINT MEMO
物性はL3に相当するが，L3はペースト状の食事であるので，本レシピはL4相当．

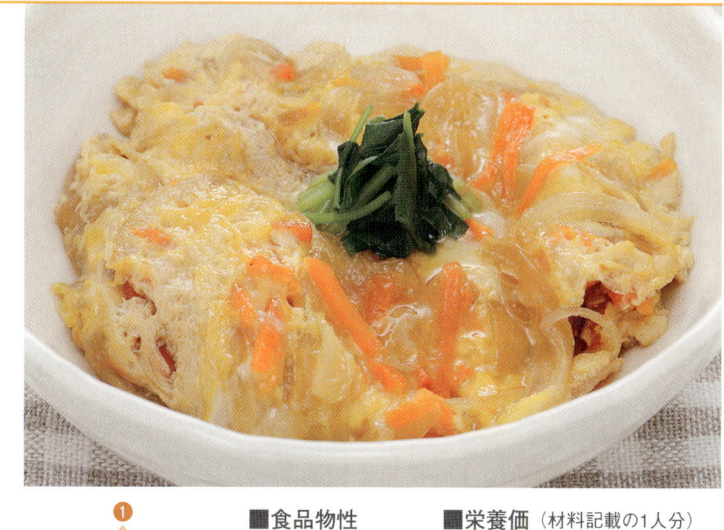

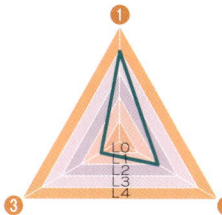

■食品物性
- ❶かたさ(N/m²)：14,983
- ❷凝集性：0.56
- ❸付着性(J/m³)：12

■栄養価（材料記載の1人分）

エネルギー（kcal）	102
水　分　量（g）	128.5
たんぱく質（g）	5.8
脂　　質（g）	4.2
炭水化物（g）	10.0

材料（1人分）

凍結液卵……………………40g
　（冷蔵解凍）
たまねぎ……………………50g
　（2mmスライスにカット）
にんじん……………………20g
　（2mm×5mm×40mm短冊にカット）
■調味料（あわせておく）
煮物つゆ……………………10g
水……………………………30g

作り方

❶たまねぎ・にんじんをホテルパンに平らに広げ，蒸す．→**庫内温度確認**（料理モード：スチーム／温度：100℃／時間：10分／使用器具：65mm穴あきホテルパン）

❷鍋に調味料を入れて沸騰させ，2/3量の液卵を流し入れ，かきたま状に仕上げる．

❸❶をホテルパンに移し，❷を流し入れ，残りの液卵を表面に均等に流す．

❹❸にクッキングペーパーをのせ，ふたをして蒸し焼きにする．→**庫内温度確認**（料理モード：コンビ／温度：130℃／加湿：90%／時間：20分／使用器具：65mm穴あきホテルパン）＊中心温度75℃・1分以上確認

❺器に❹を盛り付け，提供する．

L4—魚料理／卵料理

卵料理

さつまあげ入り卵とじ

ONE POINT MEMO
卵の物性を測定
ふんわり角天はくずれやすいので凍ったままカットする．物性はL0に相当するが，不均質な物性の食事であるので，本レシピはL4相当．

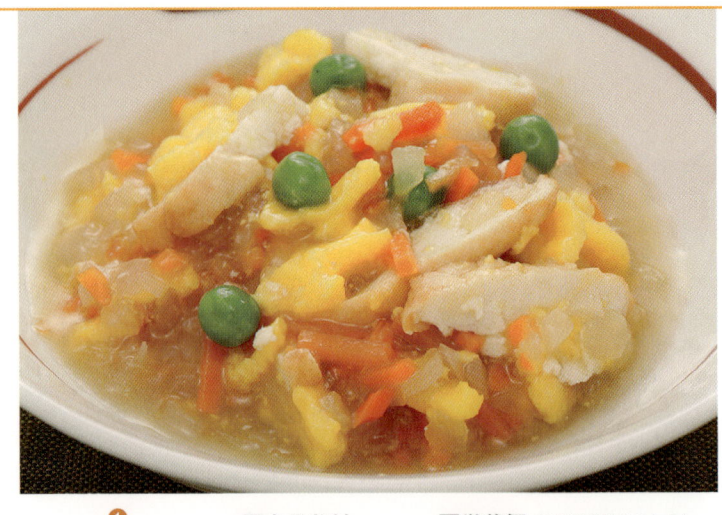

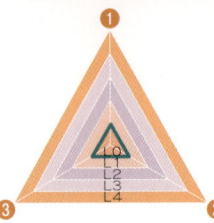

■食品物性
① かたさ(N/m²)：5,036
② 凝集性：0.48
③ 付着性(J/m²)：40

■栄養価（材料記載の1人分）
エネルギー (kcal)	67
水分量 (g)	107.8
たんぱく質 (g)	2.4
脂質 (g)	2.5
炭水化物 (g)	9.1

材料（1人分）
- ふんわり角天……………… 8g
  （フードケミファ　スライスにカット）
- 冷）たまねぎみじん………… 35g
  （冷蔵解凍）
- 冷）にんじんせん切り……… 15g
  （1cm幅にカット）
- とろっとたまごプレーン…… 25g
  （キユーピー　冷蔵解凍）
- ■調味料（あわせておく）
- 煮物つゆ…………………… 10g
- 水…………………………… 30g

作り方
❶鍋に湯を沸騰させ，ふんわり角天を入れてさっとかき回し，流水で洗い流し，ザルで水気をきる．

❷たまねぎ・にんじんをホテルパンに平らに広げ，蒸す．→**庫内温度確認**（料理モード：スチーム／温度：100℃／時間：20分／使用器具：65mm穴あきホテルパン）

❸❶❷・とろっとたまごをホテルパンに移し，調味料を入れてクッキングペーパーをのせ，ふたをして蒸し焼きにする．→**庫内温度確認**（料理モード：コンビ／温度：130℃／加湿：90％／時間：20分／使用器具／65mmホテルパン）＊中心温度75℃・1分以上確認

❹器に❸を盛り付け，提供する．

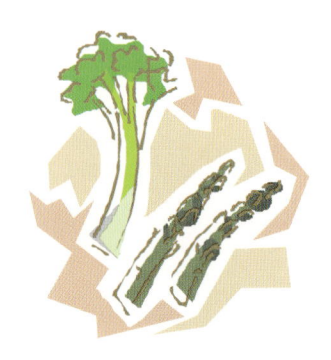

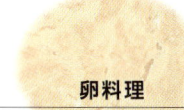

卵料理
スパニッシュ オムレツ

ONE POINT MEMO
普通食のオーブンオムレツは，焼き調理を行い表面が固く仕上がるため，低温のスチームで調理を行う．

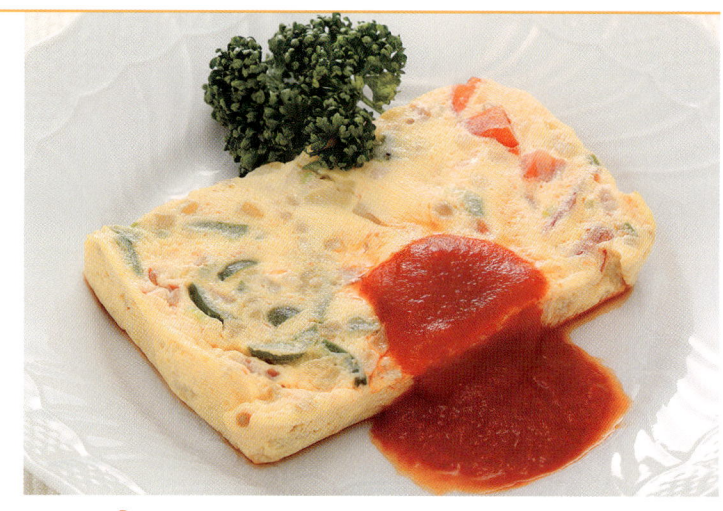

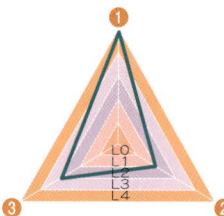

■食品物性
- ❶かたさ(N/㎡)：19,447
- ❷凝集性：0.53
- ❸付着性(J/㎡)：327

■栄養価（材料記載の1人分）

エネルギー (kcal)	108
水　分　量 (g)	131.3
たんぱく質 (g)	9.1
脂　　質 (g)	4.4
炭水化物 (g)	7.4

材料（1人分）

- 凍結液卵 ……………………… 30g （冷蔵解凍）
- 水 ……………………………… 30g
- 豚もも挽肉 …………………… 20g
- 冷）ダイスポテト …………… 20g （冷蔵解凍）
- ダイストマト ………………… 15g
- 冷）たまねぎみじん ………… 10g （冷蔵解凍）
- 冷）ピーマン ………………… 8g （冷蔵解凍　1cmにカット）

■調味料
- 塩 ………………………… 0.5g
- ホワイトペッパー ……… 0.01g
- チキンコンソメ ………… 0.8g
- トマトソース …………… 20g

作り方

❶鍋に湯を沸騰させ，豚もも挽肉を入れ，さっとかき回してザルにあける．流水であくを洗い流し，ザルで水気を十分にきる．

❷たまねぎ・ダイスポテト・ピーマンをホテルパンに入れて蒸す．（料理モード：スチーム／温度：100℃／時間：20分／使用器具：65mm穴あきホテルパン）

❸❶❷・液卵・水・ダイストマト・調味料をあわせる．

❹ホテルパンにクッキングシートを敷き，❸を流し，蒸す．→**庫内温度確認**（料理モード：バイオ／温度：90℃／時間：20分／使用器具：30mmホテルパン）＊中心温度75℃・1分以上確認

❺鍋にトマトソースを移し，加熱する．＊中心温度75℃・1分以上確認

❻器にカットした❹を盛り付け，❺をかけて提供する．

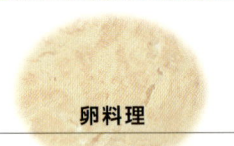

卵料理
かに卵の甘酢あんかけ風

ONE POINT MEMO
普通食のかに卵は，焼き調理を行い表面が固く仕上がるため，低温のスチームで調理を行う．物性はL0に相当するが，不均質な物性の食事であるので，本レシピはL4相当．

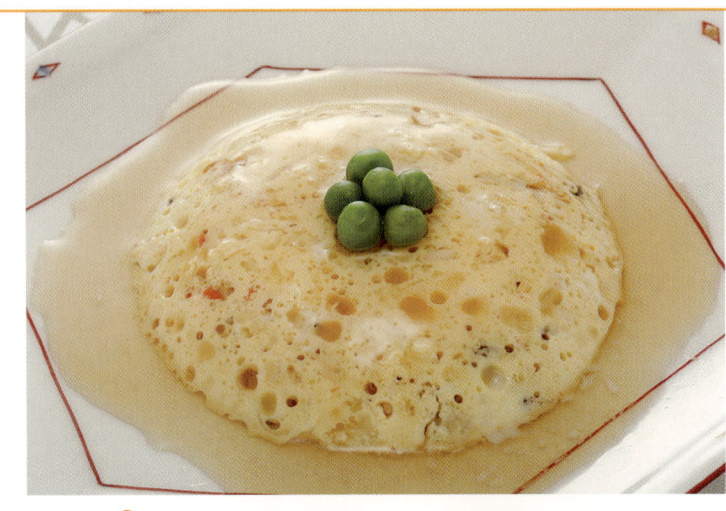

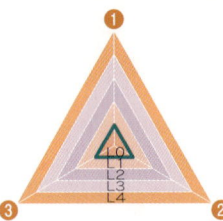

■食品物性
- ❶かたさ(N/m²)：3,049
- ❷凝集性：0.43
- ❸付着性(J/m³)：93

■栄養価（材料記載の1人分）

エネルギー（kcal）	79
水　分　量（g）	79.4
たんぱく質（g）	6.0
脂　　　質（g）	3.2
炭 水 化 物（g）	5.9

材料（1人分）

- 凍結液卵 ………………… 30g （冷蔵解凍）
- 水 ……………………… 30g
- かに風味フレーク ……… 15g （ニッスイ）
- 冷）しいたけスライス …… 5g （冷蔵解凍　みじん切り）
- 長ねぎ ………………… 5g （2mm小口切り）
- ■調味料（あわせておく）
- しょうゆ ………………… 2g
- 酒 …………………… 0.5g
- 塩 …………………… 0.3g
- ホワイトペッパー ……… 0.01g
- ■調味料（あん）（あわせておく）
- しょうゆ ………………… 3g
- 砂糖 …………………… 1g
- 酢 …………………… 0.5g
- 酒 ……………………… 1g
- みりん ………………… 2g
- 水 …………………… 32g
- 片栗粉 ………………… 1.2g
- 溶き水 ………………… 2.4g

作り方

❶ ホテルパンにクッキングシートを敷き，かに風味フレークをのせ，蒸す．（料理モード：スチーム／温度：100℃／時間：10分／使用器具：65mm穴あきホテルパン）

❷ しいたけ・長ねぎをホテルパンに入れ，蒸す．（料理モード：スチーム／温度：100℃／時間：20分／使用器具：65mm穴あきホテルパン）

❸ ❶❷，液卵・水・調味料をあわせる．

❹ ホテルパンにクッキングシートを敷き，❸を移し，蒸す．→庫内温度確認（料理モード：バイオ／温度：90℃／時間：20分／使用器具：30mmホテルパン）＊中心温度75℃・1分以上確認

❺ 鍋に調味料（あん）を入れて沸騰させ，水溶き片栗粉でとろみをつける．＊中心温度75℃・1分以上確認

❻ 器にカットした❹を盛り付け，❺をかけて提供する．

卵料理
洋風卵炒め

ONE POINT MEMO
物性はL0に相当するが，不均質な物性の食事であるので，本レシピはL4相当．

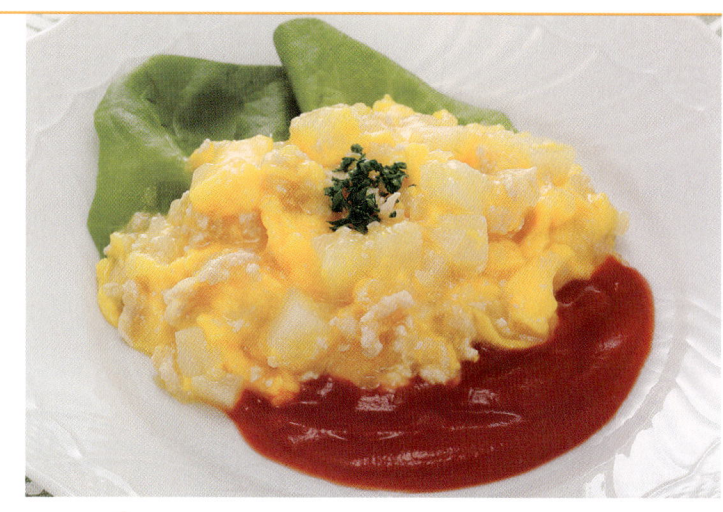

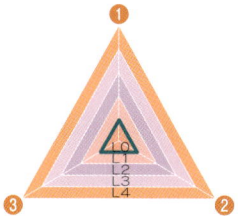

■食品物性
① かたさ(N/m²)：4,708
② 凝集性：0.35
③ 付着性(J/m³)：147

■栄養価（材料記載の1人分）

エネルギー (kcal)	93
水 分 量 (g)	109.8
たんぱく質 (g)	7.1
脂 質 (g)	3.0
炭水化物 (g)	9.3

材料（1人分）

とろっとたまごプレーン……40g
　（キユーピー　冷蔵解凍）
鶏むね皮なし挽肉……………20g
冷）たまねぎみじん…………30g
　　　　　　　　　（冷蔵解凍）
冷）ダイスポテト……………20g
　　　　　　　　　（冷蔵解凍）

■調味料（あわせておく）
塩………………………… 0.5g
ホワイトペッパー………… 0.01g
コンソメ………………… 0.5g
トマトソース…………… 20g

作り方

❶ホテルパンにクッキングシート敷き，たまねぎを並べ蒸す．→**庫内温度確認**（料理モード：スチーム／温度：100℃／時間：20分／使用器具：65mm穴あきホテルパン）

❷鍋に湯を沸騰させ，鶏挽肉を入れてさっとかき回し，ザルにあける．

❸とろっと卵・ダイスポテト・❶❷と，トマトソース以外の調味料をあわせ，ホテルパン入れ，ふたをして蒸し焼きにする．→**庫内温度確認**（料理モード：コンビ／温度：130℃／加湿：90％／時間：20分／使用器具：30mmホテルパン）＊中心温度75℃・1分以上確認

❹器に❸を盛り付け，トマトソースを添えて提供する．

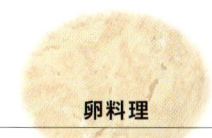

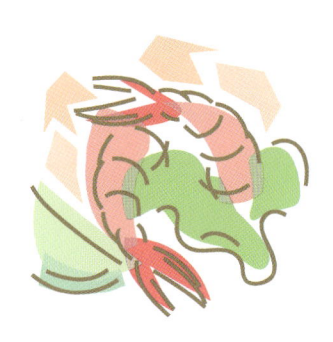

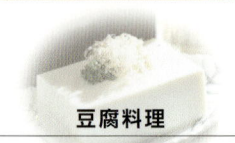

豆腐料理
豆腐と野菜の煮物

> ONE POINT MEMO
> **豆腐の物性を測定**
> 物性はL2に相当するが，不均質な物性の食事であるので，本レシピはL4相当．

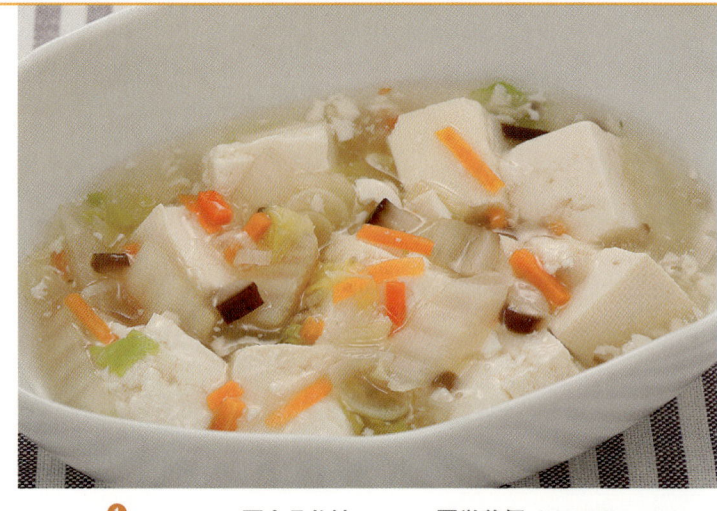

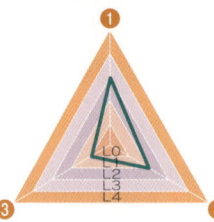

食品物性
- ❶かたさ(N/㎡)：10,691
- ❷凝集性：0.65
- ❸付着性(J/㎡)：52

栄養価（材料記載の1人分）

エネルギー (kcal)	73
水 分 量 (g)	140.9
たんぱく質 (g)	4.7
脂 質 (g)	2.6
炭水化物 (g)	8.3

材料（1人分）

- 絹ごし豆腐 ……………… 80g
  （2cm角にカット）
- はくさい ………………… 20g
  （10mm×30mmにカット）
- 冷）にんじんせん切り ……… 10g
  （冷蔵解凍　1cm幅にカット）
- 冷）しいたけスライス ……… 10g
  （冷蔵解凍　みじん切り）
- 長ねぎ …………………… 5g
  （2mm小口切り）
- ■調味料（あわせておく）
- 煮物つゆ ………………… 8g
- 水 ………………………… 24g
- 片栗粉 …………………… 1g
- 溶き水 …………………… 2g

作り方

❶鍋に煮物つゆと水を入れて沸騰させ，水溶き片栗粉でとろみをつけてあんにする．

❷豆腐をホテルパンに平らに広げ，蒸す．→庫内温度確認（料理モード：スチーム／温度：100℃／時間：10分／使用器具：65mm穴あきホテルパン）

❸❷と同時に，はくさい・にんじん・しいたけ・長ねぎをホテルパンに平らに広げ，蒸す．→庫内温度確認（料理モード：スチーム／温度：100℃／時間：20分／使用器具：65mm穴あきホテルパン）

❹❷❸をホテルパンに移して❶を入れ，クッキングペーパーをのせ，ふたをして蒸し焼きにする．→庫内温度確認（料理モード：コンビ／温度130℃／加湿：90％／時間：30分／使用器具：65mmホテルパン）
＊中心温度75℃・1分以上確認

❺器に❹を盛り付け，提供する．

豆腐料理
擬製豆腐

ONE POINT MEMO
擬製豆腐の物性を測定
普通食は焼き調理を行い表面が固く仕上がるため，低温のスチームで調理を行う．

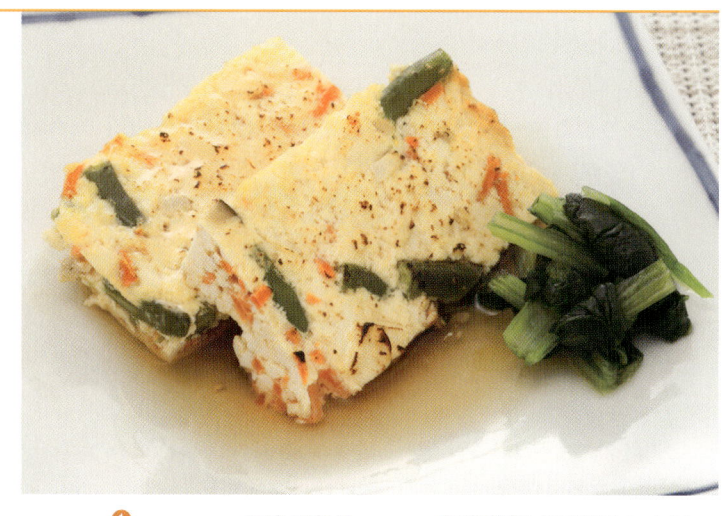

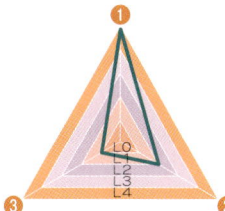

■食品物性
① かたさ(N/m²)：20,446
② 凝集性：0.55
③ 付着性(J/m²)：143

■栄養価（材料記載の1人分）
エネルギー (kcal)	138
水分量 (g)	137.9
たんぱく質 (g)	7.0
脂質 (g)	7.0
炭水化物 (g)	8.5

材料（1人分）

- 木綿豆腐 ……………………… 80g
- 凍結液卵 ……………………… 30g
  （冷蔵解凍）
- 冷）にんじんせん切り …… 10g
  （冷蔵解凍　1cm幅にカット）
- 冷）いんげん2S ……………… 7g
  （冷蔵解凍　1cm幅にカット）
- 冷）しいたけスライス ……… 5g
  （冷蔵解凍　みじん切り）

■調味料A（あわせておく）
- しょうゆ ……………………… 4g
- みりん ………………………… 4g
- 砂糖 …………………………… 2g
- ごま油 ………………………… 0.5g

■調味料B
- そばつゆ ……………………… 2g
- 水 ……………………………… 20g
- 片栗粉 ………………………… 0.6g
- 溶き水 ………………………… 1.2g

作り方

❶ 鍋に湯を沸騰させ，いんげんを入れて30分加熱し，ザルにあける．
❷ 豆腐をホテルパンに並べ，蒸す．（料理モード：スチーム／温度：100℃／時間：10分／使用器具：65mm穴あきホテルパン）
❸ しいたけ・にんじんを穴あきホテルパンに平らに並べ，蒸す．（料理モード：スチーム／温度：100℃／時間：20分／使用器具：65mm穴あきホテルパン）
❹ ❷の豆腐をつぶし，❶❸・凍結液卵・調味料Aをあわせる．
❺ ホテルパンにクッキングシートを敷き，❹を流して蒸し焼きにする．
→庫内温度確認（料理モード：コンビ／温度：130℃／加湿：90％／時間：20分／使用器具：30mmホテルパン）＊中心温度75℃・1分以上確認
❻ 鍋に調味料Bを入れて沸騰させ，水溶き片栗粉でとろみをつけてあんにする．＊中心温度75℃・1分以上確認
❼ 器に❺をカットして盛り付け，❻をかけて提供する．

L4—豆腐料理

豆腐料理
麻婆豆腐

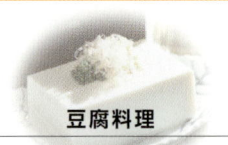

> **ONE POINT MEMO**
> **豆腐の物性を測定**
> 物性はL3に相当するが，L3はペースト状の食事であるので，本レシピはL4相当．

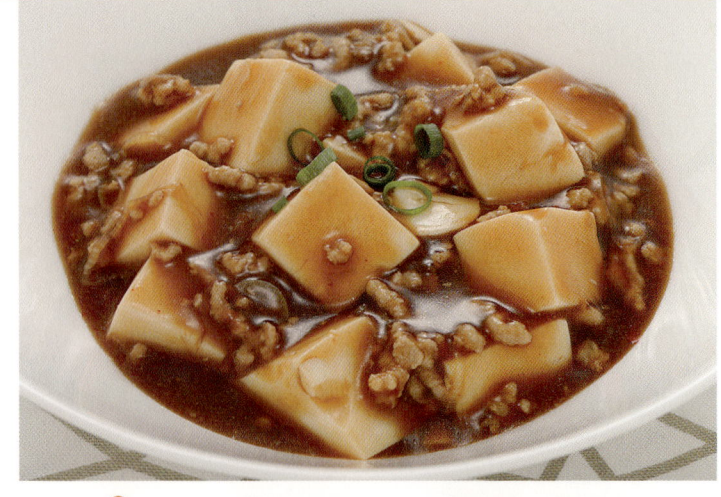

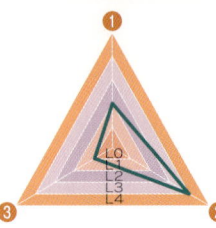

■食品物性
- ❶かたさ(N/m²)：8,095
- ❷凝集性：0.71
- ❸付着性(J/m²)：47

■栄養価 （材料記載の1人分）
エネルギー (kcal)	156
水 分 量 (g)	165.0
たんぱく質 (g)	12.3
脂 質 (g)	7.2
炭水化物 (g)	9.5

■材料（1人分）

- 木綿豆腐 100g （2cm角にカット）
- 豚もも挽肉（脂なし） 30g
- 長ねぎ 5g （2mm小口にカット）
- おろし生姜 1g
- おろしにんにく 0.5g

■調味料（あわせておく）
- サラダ油 1g
- しょうゆ 7g
- 砂糖 2g
- 酒 1g
- 豆板醤 0.3g
- 中華スープの素 1g
- ごま油 1g
- テンメンジャン 4g
- 水 40g
- 片栗粉 3g
- 溶き水 6g

作り方

❶ 鍋に湯を沸騰させ，豚挽肉を入れ，さっとかき回してザルにあける．流水であくを洗い流し，ザルで水気を十分にきる．

❷ 長ねぎをホテルパンに入れて蒸す．→庫内温度確認（料理モード：スチーム／温度：100℃／時間：20分／使用器具：65mm穴あきホテルパン）

❸ 豆腐をホテルパンに平らに広げ，蒸して水きりする．→庫内温度確認（料理モード：スチーム／温度：100℃／芯温調理／使用器具：65mm穴あきホテルパン）

❹ 鍋にサラダ油・おろし生姜とおろしにんにくを入れ，中火にかける．かき回しながらよい香りになったら，❶を加えて炒め，完全に火が通ったら❷と調味料を加え混ぜ，沸騰したら水溶き片栗粉でとろみをつける．

❺ ❸をホテルパンに移し，❹を加え，ふたをして蒸し焼きにする．→庫内温度確認（料理モード：コンビ／温度：130℃／加湿：90%／時間：10分／使用器具：65mmホテルパン）＊中心温度75℃・1分以上確認

❻ 器に❺を盛り付け，提供する．

豆腐料理
豆腐のかにあんかけ

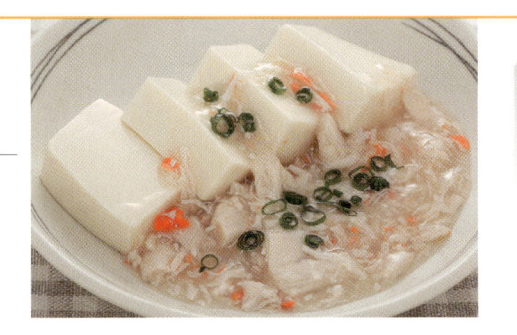

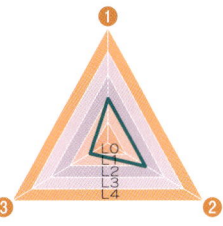

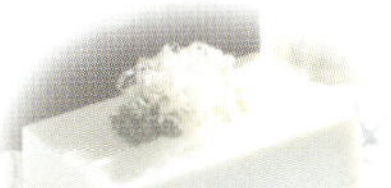

材料（1人分）

- 絹ごし豆腐……100g
  （2cm幅にカット）
- ■調味料
- かに風味フレーク
  ……………………30g
  （ニッスイ　冷蔵解凍）
- 中華スープの素…12g
- 水………………48g
- とろみ剤………1.2g

作り方

❶鍋に調味料を入れて沸騰させ，とろみ剤でとろみをつけ，あんにする．＊中心温度75℃・1分以上確認
❷ホテルパンに豆腐を並べ，❶を入れ，ふたをして蒸し焼きにする．（料理モード：コンビ／温度：130℃／加湿：90％／時間：10分／使用器具：65mmホテルパン）＊中心温度75℃・1分以上確認
❸器に❷を盛り付け，提供する．

ONE POINT MEMO
物性はL1に相当するが，不均質な物性の食事であるので，本レシピはL4相当．

■食品物性

❶ かたさ（N/m²）	7,133
❷ 凝集性	0.65
❸ 付着性（J/m³）	106

■栄養価（材料記載の1人分）

エネルギー（kcal）	93
水分量（g）	169.3
たんぱく質（g）	9.6
脂質（g）	3.7
炭水化物（g）	5.3

いも料理
じゃがいもの煮物

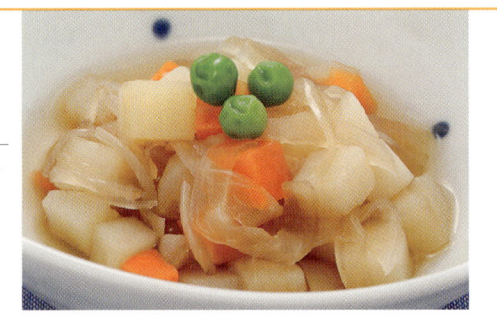

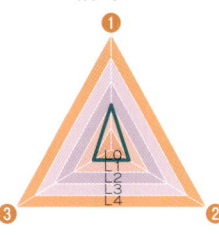

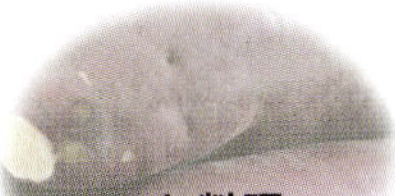

材料（1人分）

- 冷）ダイスポテト
  ……………………40g
- にんじん…………5g
  （1cm角にカット）
- たまねぎ…………20g
  （2mmスライス・1/4にカット）
- ■調味料（あわせておく）
- 煮物つゆ…………14g
- 水…………………56g

作り方

❶にんじん・たまねぎをホテルパンに入れて蒸す．→庫内温度確認（料理モード：スチーム／温度：100℃／時間：20分／使用器具：穴あきホテルパン）
❷ホテルパンにダイスポテト・❶を並べてクッキングペーパーをのせ，調味料を加えてふたをして蒸し焼きにする．→庫内温度確認（料理モード：コンビ／温度：130℃／時間：20分／使用器具：65mmホテルパン）＊中心温度75℃・1分以上確認
❸器に❷を盛り付け，提供する．

ONE POINT MEMO
物性はL1に相当するが，不均質な物性の食事であるので，本レシピはL4相当．

■食品物性

❶ かたさ（N/m²）	7,731
❷ 凝集性	0.26
❸ 付着性（J/m³）	125

■栄養価（材料記載の1人分）

エネルギー（kcal）	60
水分量（g）	118.3
たんぱく質（g）	1.1
脂質（g）	0.1
炭水化物（g）	14.0

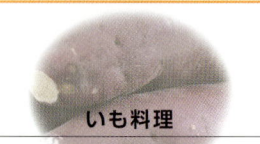

いも料理
さつまいもの煮物

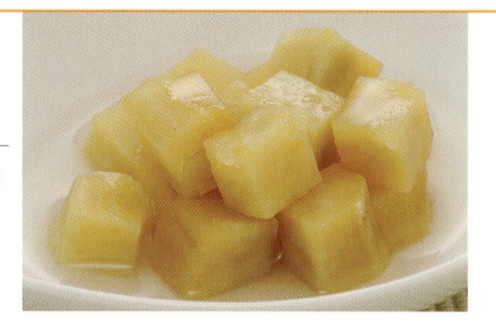

ONE POINT MEMO
さつまいもの物性を測定

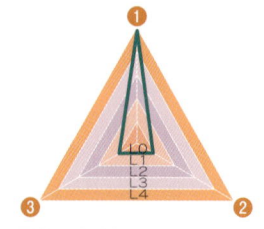

材料（1人分）
さつまいも……… 40g
　（皮むき，1cm角にカット）
■調味料
砂糖……………… 6g
塩………………… 0.2g
シナモンパウダー
　………………… 0.05g
水………………… 60g

作り方
❶さつまいもをホテルパンに入れ，調味料を入れてクッキングペーパーをのせ，ふたをして蒸し焼きにする．→庫内温度確認（料理モード：コンビ／温度：130℃／加湿：90％／時間：20分／使用器具：65mmホテルパン）＊中心温度75℃・1分以上確認
❷器に❶を盛り付け，提供する．

■食品物性
❶かたさ（N/m²）	:	24,150
❷凝　集　性	:	0.27
❸付着性（J/m³）	:	97

■栄養価（材料記載の1人分）
エネルギー（kcal）	76
水　分　量（g）	86.5
たんぱく質（g）	0.5
脂　　質（g）	0.1
炭水化物（g）	18.6

いも料理
かぼちゃのいとこ煮

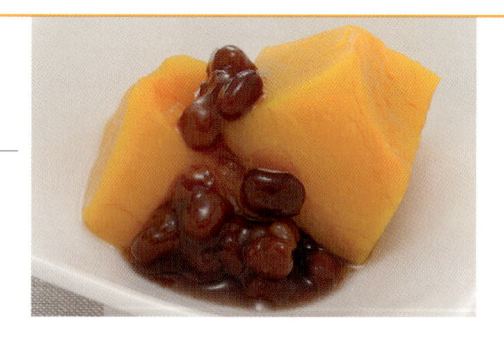

ONE POINT MEMO
かぼちゃの物性を測定
L3に相当するが，L3はペースト状の食事であるので，L4相当．

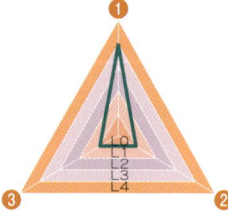

材料（1人分）
かぼちゃ………… 50g
　（皮むき，20mm×20mmにカット）
ゆであずき……… 7g
■調味料（あわせておく）
煮物つゆ………… 10g
水………………… 30g

作り方
❶かぼちゃをホテルパンに入れ，調味料を入れてクッキングペーパーをのせ，ふたをして蒸し焼きにする．→庫内温度確認（料理モード：コンビ／温度：130℃／加湿：90％／時間：20分／使用器具：65mmホテルパン）＊中心温度75℃・1分以上確認
❷器に❶・ゆであずきを盛り付け，提供する．

■食品物性
❶かたさ（N/m²）	:	13,891
❷凝　集　性	:	0.23
❸付着性（J/m³）	:	150

■栄養価（材料記載の1人分）
エネルギー（kcal）	76
水　分　量（g）	76.6
たんぱく質（g）	1.5
脂　　質（g）	0.2
炭水化物（g）	17.4

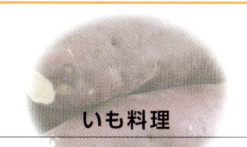

いも料理
さといもと鶏つくねの煮物

ONE POINT MEMO
さといもの物性を測定

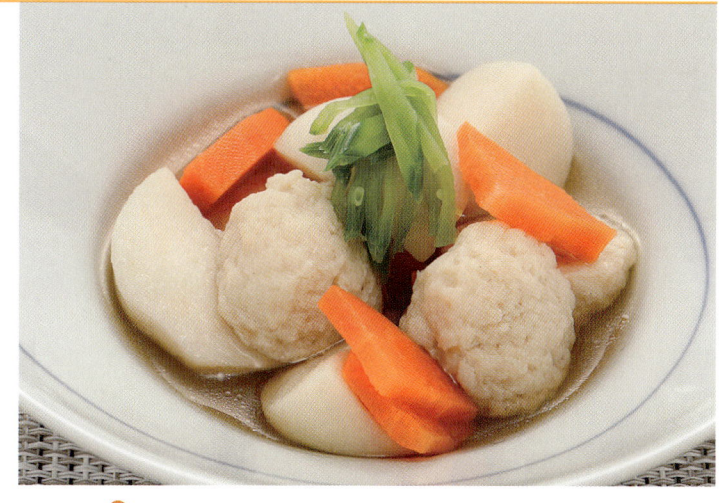

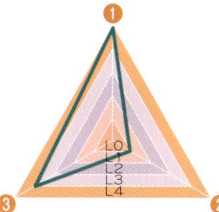

■食品物性
① かたさ(N/㎡)：23,271
② 凝集性：0.20
③ 付着性(J/㎡)：775

■栄養価（材料記載の1人分）
エネルギー	(kcal)	87
水 分 量	(g)	93.9
たんぱく質	(g)	3.4
脂 質	(g)	3.2
炭水化物	(g)	11.0

材料（1人分）

HGやわらかチキンボール … 20g
　（日東ベスト　冷蔵解凍　1/2にカット）
冷）さといも1/4カット …… 30g
　　　　　　　　　（冷蔵解凍）
にんじん………………… 10g
　　　　　　　（2mmいちょう切り）
冷）さやえんどう………… 3g
　　　　　（冷蔵解凍　せん切り）
■調味料（あわせておく）
煮物つゆ………………… 10g
水………………………… 40g

作り方

❶HGやわらかチキンボールをホテルパンに平らに広げ，蒸す．→**庫内温度確認**（料理モード：スチーム／温度：100℃／時間：10分／使用器具：65mm穴あきホテルパン）
❷さやえんどうをホテルパンに平らに広げ，蒸す．→**庫内温度確認**（料理モード：スチーム／温度：100℃／時間：10分／使用器具：65mm穴あきホテルパン）
❸さといも・にんじんをホテルパンに平らに広げ，蒸す．→**庫内温度確認**（料理モード：スチーム／温度：100℃／時間：20分／使用器具：65mm穴あきホテルパン）
❹❶❷❸をホテルパンに移し，クッキングペーパーをのせ，調味料を入れ，ふたをして蒸し焼きにする．→**庫内温度確認**（料理モード：コンビ／温度：130℃／加湿：90％／時間：30分／使用器具：65mmホテルパン）＊中心温度75℃・1分以上確認
❺器に❹を盛り付け，提供する．

野菜料理
かぶの田楽

ONE POINT MEMO
かぶの物性を測定
L2に相当するが，不均質な物性の食事であるので，L4相当．

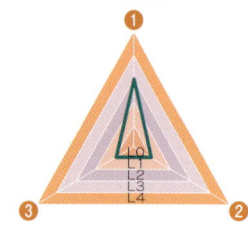

■材料（1人分）

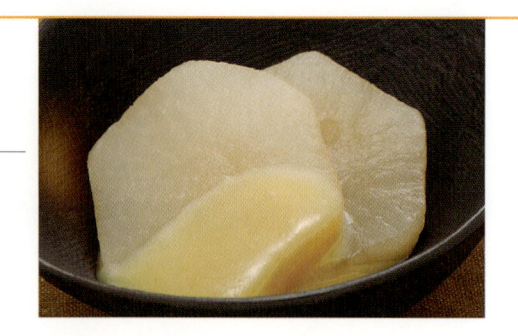

かぶ……………60g
　（1cm幅にカット）
■調味料（あわせておく）
煮物つゆ…………10g
水…………………40g
■田楽みそ
　（鍋で作っておく）
砂糖………………6g
いりこみそ………2g
みそ………………4g
酒…………………3g
みりん……………3g

■作り方

❶かぶをホテルパンに平らに広げ，蒸す．→庫内温度確認（料理モード：スチーム／温度：100℃／時間：10分／使用器具：65mm穴あきホテルパン）
❷ホテルパンにかぶを移し，クッキングペーパーをのせ，調味料を入れ，ふたをして蒸し煮にする．→庫内温度確認（料理モード：スチーム／温度：100℃／時間：20分／使用器具：65mmホテルパン）＊中心温度75℃・1分以上確認
❸器に❷・田楽みそを盛り付け，提供する．

■食品物性
❶かたさ（N/m²）：10,488
❷凝集性：0.21
❸付着性（J/m³）：75

■栄養価（材料記載の1人分）

エネルギー（kcal）	75
水分量（g）	107.8
たんぱく質（g）	1.2
脂質（g）	0.4
炭水化物（g）	16.3

野菜料理
だいこんの田楽風

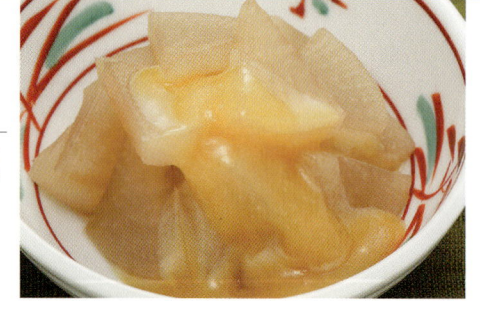

ONE POINT MEMO
だいこんの物性を測定

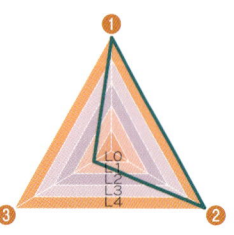

■材料（1人分）

だいこん…………60g
　（2mm幅いちょう切り）
■調味料（あわせておく）
煮物つゆ…………10g
水…………………40g
田楽みそ…………18g

■作り方

❶鍋に湯を沸騰させ，だいこんを入れて30分加熱し，消毒したザルにあけ，水気を十分にきる．
❷だいこんをホテルパンに並べ，クッキングペーパーをのせ，調味料を入れてふたをして，蒸し焼きにする．→庫内温度確認（料理モード：コンビ／温度：130℃／加湿：90％／時間：30分／使用器具：65mmホテルパン）＊中心温度75℃・1分以上確認
❸器に❷・田楽みそを盛り付け，提供する．

■食品物性
❶かたさ（N/m²）：39,051
❷凝集性：0.13
❸付着性（J/m³）：105

■栄養価（材料記載の1人分）

エネルギー（kcal）	73
水分量（g）	68.3
たんぱく質（g）	1.1
脂質（g）	0.4
炭水化物（g）	15.9

野菜料理

きゅうりとわかめの酢の物

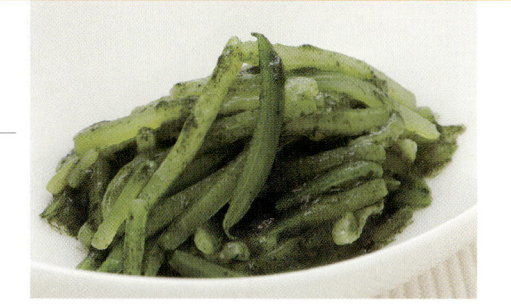

材料（1人分）

- きゅうり……………40g
  （3mm×3mm×50mmにカット）
- わかめ…………0.5g
  （水でもどしておく）
- ■調味料（あわせておく）
- 酢………………4g
- 砂糖……………2g
- しょうゆ………2g
- 塩………………0.2g

作り方

❶鍋に沸騰した湯にきゅうりを入れ，5分加熱し，消毒したザルにあける．＊中心温度75℃・1分以上確認

❷鍋に沸騰した湯にわかめを入れ，3分加熱し，消毒したザルにあける．＊中心温度75℃・1分以上確認

❸❶❷をブラストチラーで急速冷却する．＊30分以内に中心温度20℃以下確認

❹❸のわかめは調味料と一緒にミキサーにかける．

❺❸のきゅうりを❹で和え，器に盛り付け，提供する．

ONE POINT MEMO

わかめをみじん切りにして甘酢といっしょにあわせて和え衣にするとまとまりがよい．

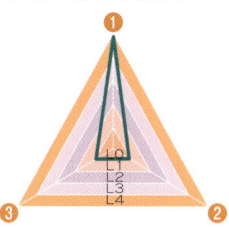

■食品物性

- ❶かたさ（N/m²）：15,285
- ❷凝　集　性：0.26
- ❸付着性（J/m³）：53

■栄養価（材料記載の1人分）

エネルギー（kcal）	16
水　分　量（g）	43.3
たんぱく質（g）	0.6
脂　　　質（g）	0.1
炭水化物（g）	3.7

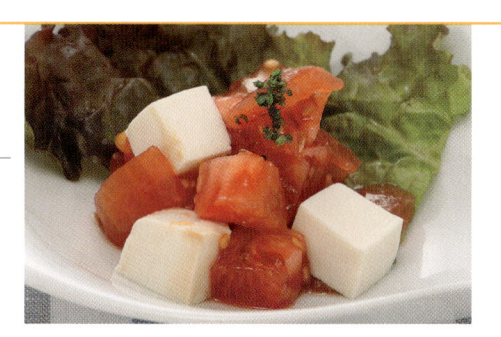

野菜料理
トマトサラダ

材料（1人分）

- トマト……………50g
  （次亜塩素酸で殺菌洗浄しておく）
- 和風ゆずドレッシング
  ……………………5g

作り方

❶トマトはへたを包丁でカットし，ホテルパンに並べ，加熱する．→**庫内温度確認**（料理モード：コンビ／温度：130℃／加湿：90％／時間：1分／使用器具：65mm穴あきホテルパン）

❷❶の皮をむき，ブラストチラーで急速冷却する．＊30分以内に芯温20℃以下確認

❸❷をいちょう切りにし，ドレッシングで和える．

❹器に❸を盛り付け，提供する．

ONE POINT MEMO

トマトの物性を測定

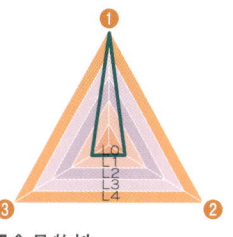

■食品物性

- ❶かたさ（N/m²）：21,253
- ❷凝　集　性：0.22
- ❸付着性（J/m³）：83

■栄養価（材料記載の1人分）

エネルギー（kcal）	18
水　分　量（g）	50.5
たんぱく質（g）	0.5
脂　　　質（g）	0.7
炭水化物（g）	2.8

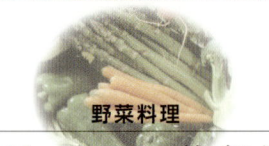

野菜料理
だいこんの梅和え

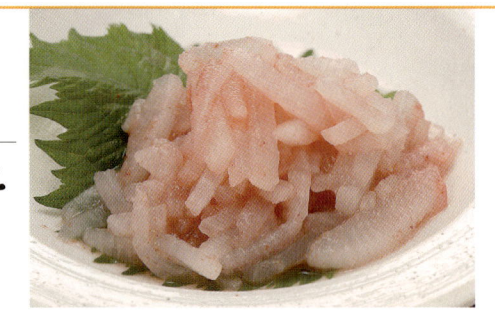

ONE POINT MEMO
だいこんの物性を測定

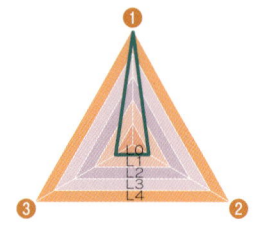

材料（1人分）
だいこん…………50g
　（3mm×3mm×40mmにカット）
■調味料（あわせておく）
砂糖………………1g
うめびしお………4g
和風だし…………1.5g
水…………………1g
みりん……………2g

作り方
❶鍋に沸騰した湯にだいこんを入れ，30分加熱し，消毒したザルにあける．＊中心温度75℃・1分以上確認
❷❶をブラストチラーで急速冷却する．＊30分以内に中心温度20℃以下確認
❸❷の水分を絞り，調味料で和える．
❹器に❸を盛り付け，提供する．

■食品物性
❶かたさ（N/m²）：15,951
❷凝集性：0.37
❸付着性（J/m³）：57

■栄養価（材料記載の1人分）
エネルギー（kcal）	21
水分量（g）	53.1
たんぱく質（g）	0.3
脂質（g）	0.1
炭水化物（g）	5.0

野菜料理
ほうれんそうのお浸し

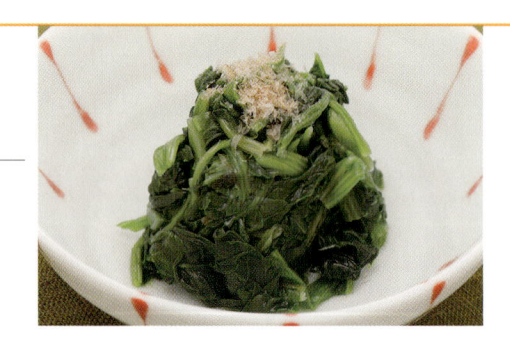

ONE POINT MEMO
ほうれんそうの物性を測定

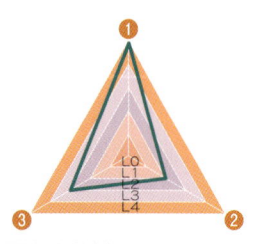

材料（1人分）
冷）ほうれんそう
　………………… 50g
　（冷蔵解凍　2cm幅にカット）
糸削り……………0.3g
■調味料
だし割りしょうゆ
　………………… 2g

作り方
❶鍋に沸騰した湯にほうれんそうを入れて20分加熱し，消毒したザルにあける＊中心温度75℃・1分以上確認
❷❶をブラストチラーで急速冷却する．＊30分以内に中心温度20℃以下確認
❸❷の水分を絞り，だし割りしょうゆで和える．
❹❸を器に盛り付け，提供する．

■食品物性
❶かたさ（N/m²）：16,175
❷凝集性：0.60
❸付着性（J/m³）：173

■栄養価（材料記載の1人分）
エネルギー（kcal）	14
水分量（g）	47.3
たんぱく質（g）	2.0
脂質（g）	0.1
炭水化物（g）	2.0

野菜料理
いんげんのごま和え

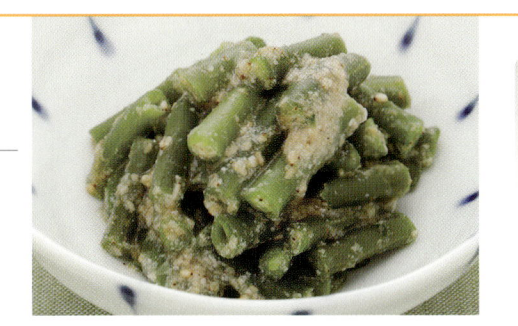

ONE POINT MEMO
いんげんの物性を測定

材料（1人分）

冷）いんげん2S
　　………………40g
（冷蔵解凍　2cm幅
にカット）
■調味料（あわせておく）
ごま和えの素… 3.2g
水…………… 10g
片栗粉………… 0.3g
溶き水………… 0.6g

作り方

❶鍋に沸騰した湯にいんげんを入れ，20分加熱し，消毒したザルにあける．＊中心温度75℃・1分以上確認
❷調味料を鍋に入れて加熱し，水溶き片栗粉でとろみをつける．
❸❶❷をブラストチラーで急速冷却する．＊30分以内に中心温度20℃以下確認
❹❸のいんげんと調味料を和える．
❺❹を器に盛り付け，提供する．

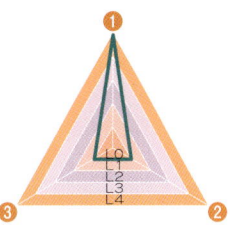

■食品物性
❶かたさ（N/m²）：17,814
❷凝集性：0.30
❸付着性（J/m³）：88

■栄養価（材料記載の1人分）

エネルギー（kcal）	26
水　分　量（g）	46.8
たんぱく質（g）	1.1
脂　　　質（g）	0.8
炭水化物（g）	3.9

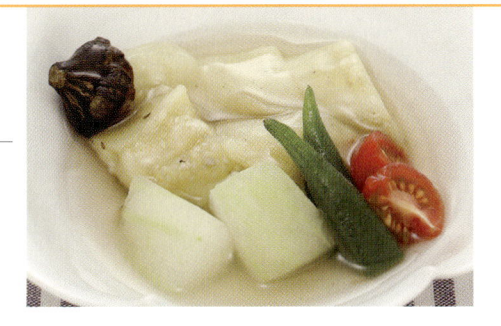

野菜料理
なすの冷やし鉢

ONE POINT MEMO
なすの物性を測定

他の野菜の物性については別途参照．物性はL0に相当するが，不均質な物性の食事であるので，L4相当．

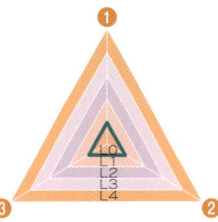

材料（1人分）

冷）焼きなす……60g
（冷蔵解凍　2cm幅
にカット）
■調味料（あわせておく）
白だし…………… 5g
水………………… 55g

作り方

❶冷）焼きなすをホテルパンに平らに広げ，蒸す．→庫内温度確認（料理モード：スチーム／温度：100℃／時間：10分／使用器具：65mm穴あきホテルパン）＊中心温度75℃・1分以上確認
❷❶をブラストチラーで急速冷却する．＊30分以内に中心温度20℃以下確認
❸❷の水分を絞り，調味料をかける．

■食品物性
❶かたさ（N/m²）：6,966
❷凝集性：0.43
❸付着性（J/m³）：113

■栄養価（材料記載の1人分）

エネルギー（kcal）	18
水　分　量（g）	59.5
たんぱく質（g）	0.7
脂　　　質（g）	0.1
炭水化物（g）	3.5

L4―野菜料理

野菜料理
なすの
そぼろあんかけ

ONE POINT MEMO
なすの物性とそぼろあんの物性を測定

物性はL1に相当するが，不均質な物性の食事であるので，本レシピはL4相当．

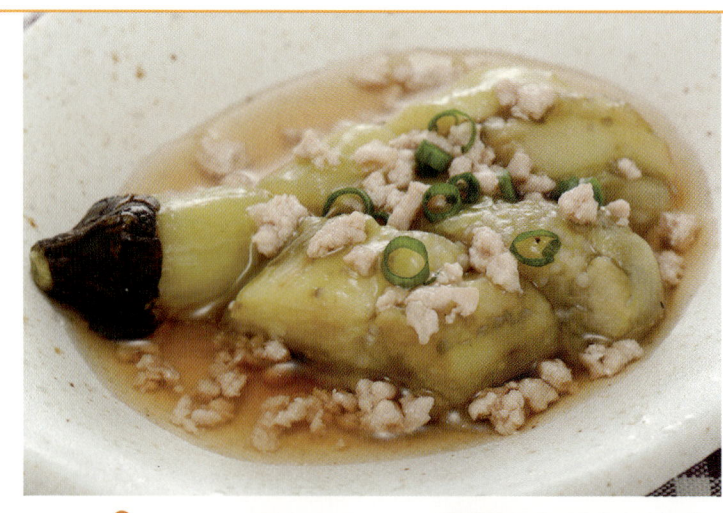

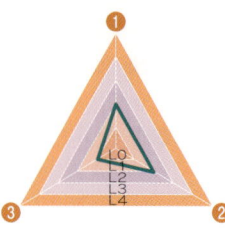

■食品物性
① かたさ(N/m²)：1,717
② 凝集性：0.58
③ 付着性(J/m³)：62

■栄養価 （材料記載の1人分）
エネルギー	(kcal)	49
水分量	(g)	79.7
たんぱく質	(g)	2.3
脂質	(g)	1.8
炭水化物	(g)	6.4

材料（1人分）
鶏もも挽肉……………………10g
冷）焼きなす…………………40g
　　　　　（2cm幅にカット）
■調味料（あわせておく）
煮物つゆ………………………10g
水………………………………30g
片栗粉…………………………1.2g
溶き水…………………………2.4g

作り方
❶煮物つゆと水を鍋に沸騰させ，一度沸騰したら，水溶き片栗粉でとろみをつけてあんにする．

❷鍋に湯を沸騰させ，鶏挽肉を入れ，さっとかき回してザルにあける．流水であくを洗い流し，ザルで水気を十分にきる．

❸焼きなすをホテルパンに平らに広げ，蒸す．→庫内温度確認（料理モード：スチーム／温度：100℃／時間：10分／使用器具：65mm穴あきホテルパン）

❹ホテルパンに❷❸を移し，❶を入れ，クッキングペーパーをのせ，ふたをして蒸し焼きにする．→庫内温度確認（料理モード：コンビ／温度：130℃／加湿：90％／時間：20分／使用器具：65mmホテルパン）
＊中心温度75℃・1分以上確認

❺器に❹を盛り付け，提供する．

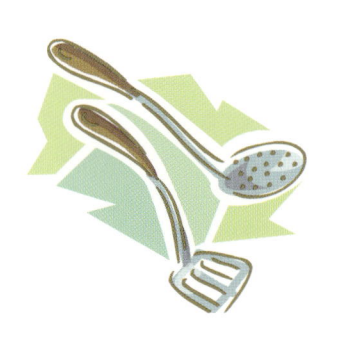

野菜料理
オクラのお浸し

ONE POINT MEMO
物性はL0に相当するが，不均質な物性の食事であるので，本レシピはL4相当．

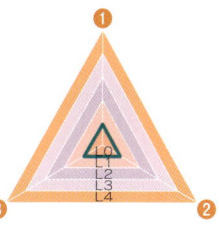

材料（1人分）

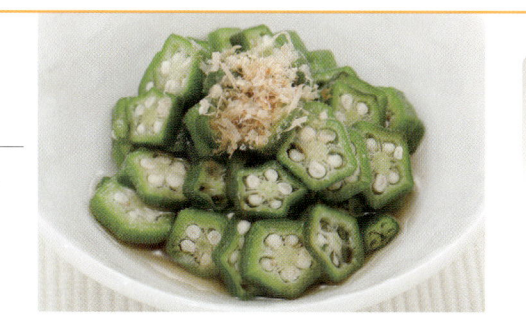

冷）オクラスライス
　　　　　　　40g
　　（冷蔵解凍）
しょうゆ……… 2.5g
糸削り………… 0.3g

作り方

❶オクラをホテルパンに平らに広げ，蒸す．→**庫内温度確認**（料理モード：スチーム／温度：100℃／時間：20分／使用器具：65mm穴あきホテルパン）＊中心温度75℃・1分以上確認

❷❶をブラストチラーで急速冷却する．＊30分以内に中心温度20℃以下確認

❸❷の水分を絞り，しょうゆで和える．

❹❸を器に盛り付け，糸削りをのせて提供する．

■食品物性
① かたさ（N/m²）：2,841
② 凝集性：0.35
③ 付着性（J/m³）：150

■栄養価（材料記載の1人分）
エネルギー（kcal）	16
水 分 量（g）	37.5
たんぱく質（g）	1.3
脂　　質（g）	0
炭水化物（g）	3.3

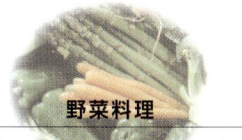

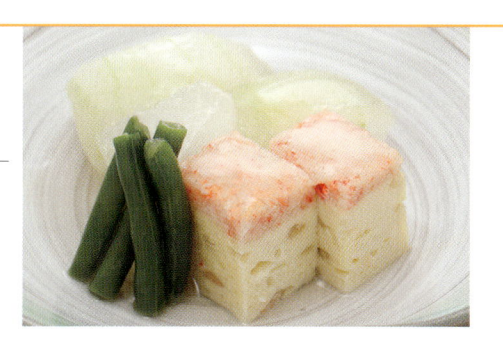

野菜料理
冬瓜のうす葛煮

ONE POINT MEMO
冬瓜の物性を測定
かにの重ね蒸しの物性は別途参照．

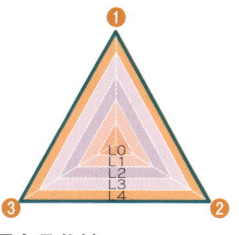

材料（1人分）

冬瓜…………… 40g
　（2cm幅にカット）
■調味料（あわせておく）
煮物つゆ……… 10g
水……………… 30g
片栗粉………… 1.2g
溶き水………… 2.4g

作り方

❶煮物つゆと水を鍋に沸騰させ，水溶き片栗粉でとろみをつけてあんにする．

❷冬瓜をホテルパンに平らに広げ，蒸す．→**庫内温度確認**（料理モード：スチーム／温度：100℃／時間：20分／使用器具：65mm穴あきホテルパン）

❸ホテルパンに❷を移し，❶を入れ，クッキングペーパーをのせ，ふたをして蒸焼きにする．→**庫内温度確認**（料理モード：コンビ／温度：130℃／加湿90％／時間：30分／使用器具：65mmホテルパン）＊中心温度75℃・1分以上確認

❹器に❸を盛り付け，提供する．

■食品物性
① かたさ（N/m²）：19,609
② 凝集性：0.16
③ 付着性（J/m³）：155

■栄養価（材料記載の1人分）
エネルギー（kcal）	26
水 分 量（g）	73.6
たんぱく質（g）	0.4
脂　　質（g）	0
炭水化物（g）	6.1

L4—野菜料理

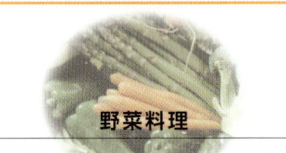

野菜料理
グリーンアスパラガスのサラダ

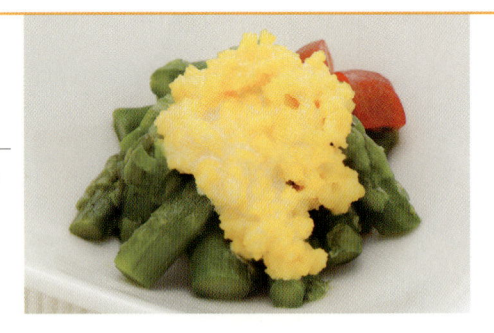

ONE POINT MEMO
グリーンアスパラガスの物性を測定

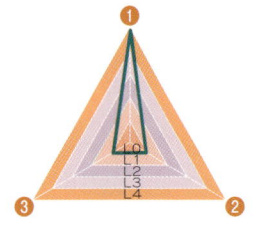

材料（1人分）
冷）グリーンアスパラガス……………40g
（冷蔵解凍　2cmにカット）
ノンオイル青じそドレッシング………8g

作り方
❶アスパラガスをホテルパンに平らに広げ，蒸す．→庫内温度確認（料理モード：スチーム／温度：100℃／時間：20分／使用器具：65mm穴あきホテルパン）＊中心温度75℃・1分以上確認
❷❶をブラストチラーで急速冷却する．＊30分以内に中心温度20℃以下確認
❸❷の水分を絞り，ドレッシングで和える．
❹器に❸を盛り付け，提供する．

■食品物性
❶かたさ（N/m²）：22,525
❷凝集性：0.30
❸付着性（J/m³）：83

■栄養価（材料記載の1人分）
エネルギー（kcal）	17
水分量（g）	42.1
たんぱく質（g）	1.3
脂質（g）	0
炭水化物（g）	3.4

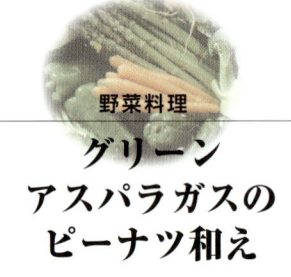

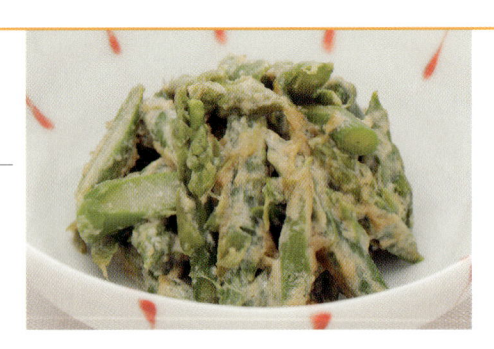

野菜料理
グリーンアスパラガスのピーナツ和え

ONE POINT MEMO
物性はL2に相当するが，不均質な物性の食事であるので，本レシピはL4相当．

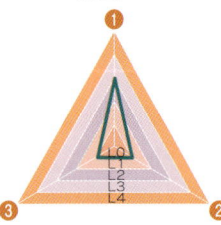

材料（1人分）
冷）グリーンアスパラガス……………40g
（冷蔵解凍　2cm幅にカット）
りらく　練りピーナツあえの素………5g
（三島食品）

作り方
❶アスパラガスをホテルパンに平らに広げ，蒸す．→庫内温度確認（料理モード：スチーム／温度：100℃／時間：20分／使用器具：65mm穴あきホテルパン）＊中心温度75℃・1分以上確認
❷❶をブラストチラーで急速冷却する．＊30分以内に中心温度20℃以下確認
❸❷の水分を絞り，ピーナツあえの素で和える．
❹器に❸を盛り付け，提供する．

■食品物性
❶かたさ（N/m²）：11,019
❷凝集性：0.33
❸付着性（J/m³）：168

■栄養価（材料記載の1人分）
エネルギー（kcal）	25
水分量（g）	38.3
たんぱく質（g）	1.5
脂質（g）	0.8
炭水化物（g）	3.8

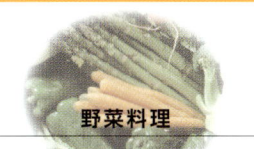

野菜料理
カリフラワーとトマトのサラダ

ONE POINT MEMO
カリフラワーの物性を測定

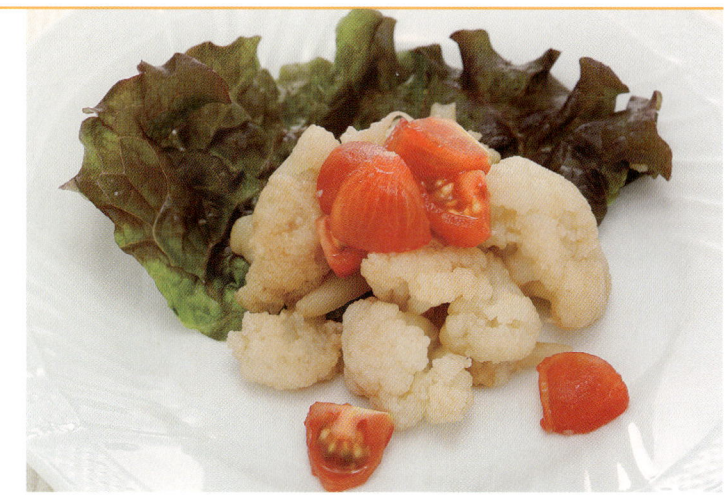

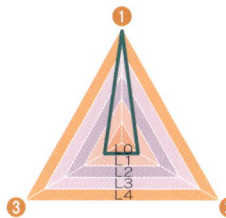

■食品物性
- ❶ かたさ(N/m²)：15,790
- ❷ 凝集性：0.35
- ❸ 付着性(J/m²)：138

■栄養価（材料記載の1人分）
エネルギー (kcal)	27
水　分　量 (g)	45.3
たんぱく質 (g)	0.9
脂　　　質 (g)	1.7
炭水化物 (g)	2.6

材料（1人分）
- 冷）カリフラワーミニ……… 30g
  （冷凍保管）
- トマト………………………… 15g
  （次亜塩素酸で殺菌し洗浄しておく）
- フレンチ白ドレッシング…… 6g

作り方
❶カリフラワーをホテルパンに平らに広げ，蒸す．→庫内温度確認（料理モード：スチーム／温度：100℃／時間：20分／使用器具：65mm穴あきホテルパン）＊中心温度75℃・1分以上確認

❷トマトはへたを包丁でカットし，ホテルパンに並べ，加熱する．→庫内温度確認（料理モード：コンビ／温度：130℃／加湿：90％／時間：1分／使用器具：65mm穴あきホテルパン）

❸❶をブラストチラーで急速冷却する．＊30分以内に芯温20℃以下確認

❹トマトは皮をむき，ブラストチラーで急速冷却する．

❺1cmダイスにカットした❸❹をドレッシングで和え，器に盛り付けて提供する．

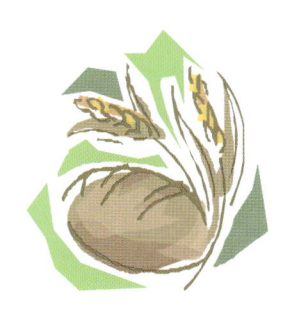

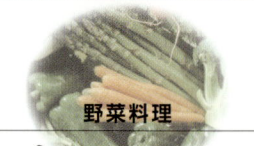

野菜料理
ブロッコリーのサラダ

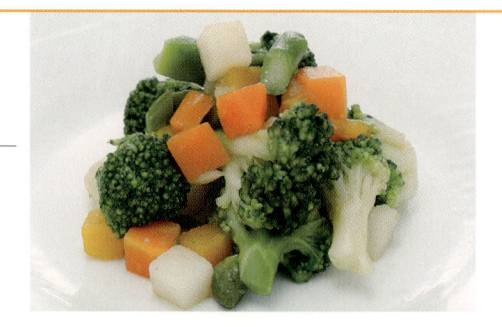

材料（1人分）

冷）ブロッコリー
　　1cmカット …40g
　　（冷蔵解凍）
和風ゆずしょうゆドレッシング……… 5g

作り方

❶ブロッコリーをホテルパンに平らに広げ，蒸す．→庫内温度確認（料理モード：スチーム／温度：100℃／時間：20分／使用器具：65mm穴あきホテルパン）＊中心温度75℃・1分以上確認

❷❶をブラストチラーで急速冷却する．＊30分以内に芯温20℃以下確認

❸❷を他の野菜などとともにドレッシングで和える．

❹器に❸を盛り付け，提供する．

ONE POINT MEMO
ブロッコリーの物性を測定
※他の野菜の物性数値については別途参照

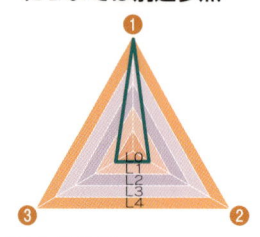

■食品物性
❶かたさ（N/m²）：38,309
❷凝　集　性：0.38
❸付着性（J/m³）：43

■栄養価（材料記載の1人分）

エネルギー（kcal）	19
水　分　量（g）	40.0
たんぱく質（g）	1.5
脂　　質（g）	0.8
炭水化物（g）	2.2

野菜料理
はくさいの生姜じょうゆ和え

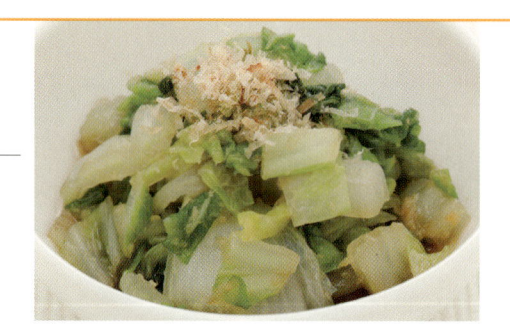

材料（1人分）

はくさい ………60g
　（1cm幅にカット）
糸削り………… 0.3g
■調味料（あわせておく）
おろし生姜……… 1g
しょうゆ………… 3g

作り方

❶はくさいをホテルパンに平らに広げ，蒸す．→庫内温度確認（料理モード：スチーム／温度：100℃／時間：20分／使用器具：65mm穴あきホテルパン）＊中心温度75℃・1分以上確認

❷❶をブラストチラーで急速冷却する．＊30分以内に中心温度20℃以下確認

❸❷の水分をきって，調味料で和える．

❹器に❸を盛り付け，糸削りをのせて提供する．

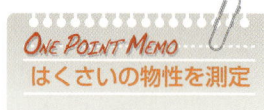

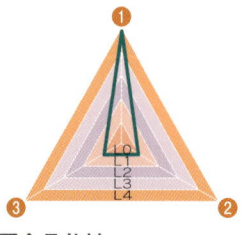

ONE POINT MEMO
はくさいの物性を測定

■食品物性
❶かたさ（N/m²）：38,052
❷凝　集　性：0.32
❸付着性（J/m³）：9

■栄養価（材料記載の1人分）

エネルギー（kcal）	11
水　分　量（g）	60.2
たんぱく質（g）	1.0
脂　　質（g）	0.1
炭水化物（g）	2.1

野菜料理
菜の花のからし和え

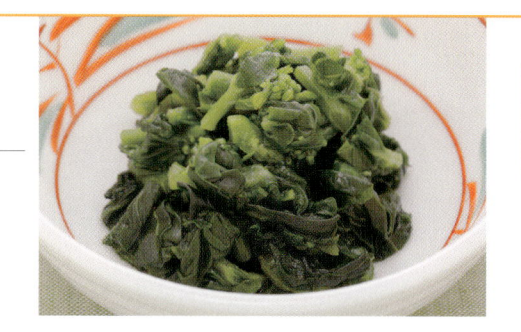

材料（1人分）

冷）菜の花………50g
　（冷蔵解凍　2cmにカット）
■調味料（あわせておく）
しょうゆ…………2g
練りからし………1g

作り方

❶菜の花をホテルパンに平らに広げ，蒸す．→**庫内温度確認**（料理モード：スチーム／温度：100℃／時間：20分／使用器具：65mm穴あきホテルパン）＊中心温度75℃・1分以上確認

❷❶をブラストチラーで急速冷却する．＊30分以内に中心温度20℃以下確認
❸❷の水分を絞り，調味料で和える．
❹器に❸を盛り付け，提供する．

ONE POINT MEMO
菜の花の物性を測定

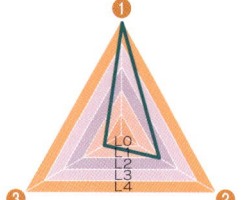

■食品物性

❶かたさ(N/m²)	18,870
❷凝集性	0.51
❸付着性(J/m³)	159

■栄養価（材料記載の1人分）

エネルギー(kcal)	19
水分量(g)	46.8
たんぱく質(g)	2.6
脂質(g)	0.2
炭水化物(g)	2.8

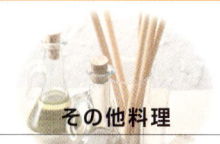

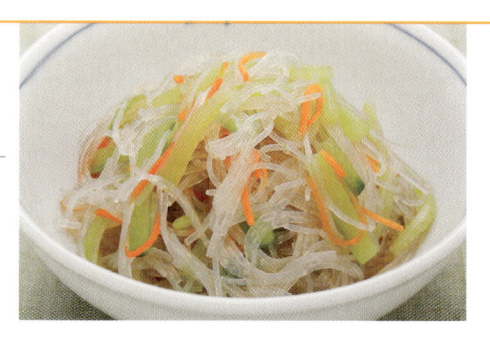

その他料理
はるさめサラダ

材料（1人分）

はるさめ（でんぷん）
　………………20g
きゅうり…………20g
　（皮をむき，3×3×50mm拍子木切り）
中華ドレッシング15g

作り方

❶鍋に沸騰した湯にはるさめを入れて10分加熱し，消毒したザルにあけ，流水でよくすすぎ，水気をきる．
❷きゅうりをホテルパンに平らに広げ，蒸す．→**庫内温度確認**（料理モード：スチーム／温度：100℃／時間：20分／使用器具：65mm穴あきホテルパン）＊中心温度75℃・1分以上確認
❸❶❷をそれぞれ出来次第，ブラストチラーで急速冷却する．＊30分以内に中心温度20℃以下確認
❹❸の水分を絞り，ドレッシングで和える．
❺器に❹を盛り付け，提供する．

ONE POINT MEMO
物性はL1に相当するが，不均質な物性の食事であるので，本レシピはL4相当．

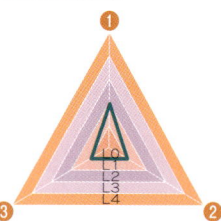

■食品物性

❶かたさ(N/m²)	8,074
❷凝集性	0.46
❸付着性(J/m³)	24

■栄養価（材料記載の1人分）

エネルギー(kcal)	128
水分量(g)	28.7
たんぱく質(g)	0.7
脂質(g)	5.3
炭水化物(g)	19.4

L4—野菜料理／その他料理

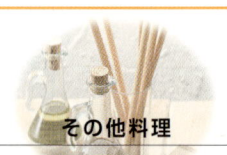

その他料理
クリームコロッケやわらか煮

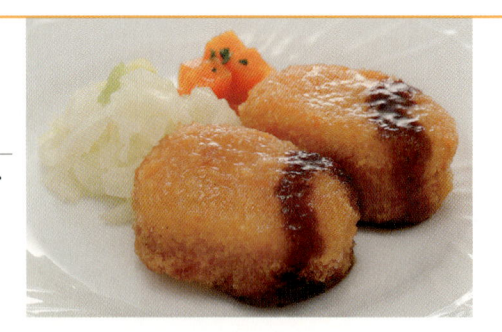

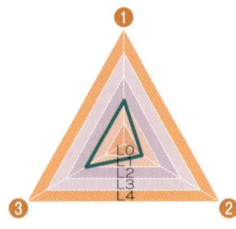

材料（1人分）

かにクリームコロッケ ……………… 2個
（ニッスイ　35g/個）
サラダ油………… 6g
■調味料
煮物つゆ………… 10g
水……………… 30g
片栗粉………… 1.2g
溶き水………… 2.4g

作り方

❶鍋に煮物つゆと水を入れて一度沸騰させ，水溶き片栗粉でとろみをつけ，あんにする．
❷フライパンに油を熱し，コロッケの両面を30秒ずつ焼いて焼き色をつける．
❸ホテルパンにクッキングシートを敷き，❷を並べる．❶をかけ，ふたをして蒸す．→庫内温度確認（料理モード：スチーム／温度：100℃／時間：8分／使用器具：65mmホテルパン）＊中心温度75℃・1分以上確認
❹器に❸を盛り付け，提供する．

ONE POINT MEMO
物性はL1に相当するが，不均質な物性の食事であるので，本レシピはL4相当．

■食品物性
❶かたさ(N/m²)：6,628
❷凝　集　性：0.37
❸付着性(J/m³)：474

■栄養価（材料記載の1人分）

エネルギー (kcal)	209
水　分　量 (g)	79.4
たんぱく質 (g)	4.5
脂　　質 (g)	11.9
炭水化物 (g)	19.9

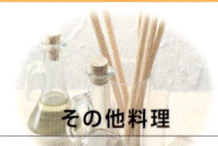

その他料理
りんごのコンポート

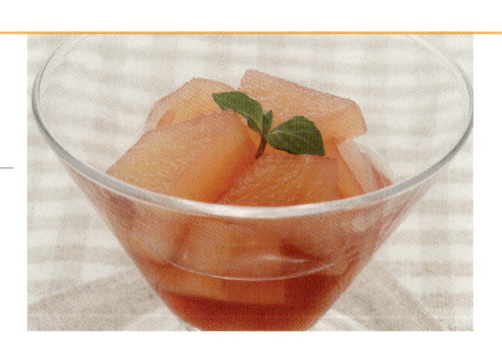

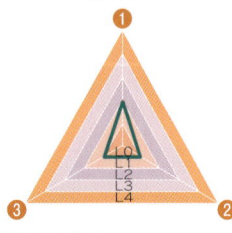

材料（1人分）

りんご…………… 50g
（皮をむいて8等分し，1cmのスライスにして塩水につける）
■調味料（あわせておく）
レモン汁……… 0.5g
砂糖…………… 5g
水……………… 30g
ワイン（赤）…… 5g

作り方

❶りんごをホテルパンに広げ，調味料を加え，クッキングペーパーをのせ，ふたをして蒸し焼きにする．→庫内温度確認（料理モード：コンビ／温度：130℃／加湿：90％／時間：30分／使用器具：65mmホテルパン）＊中心温度75℃・1分以上確認
❷器に❶を盛り付け，提供する．

ONE POINT MEMO
物性はL1に相当するが，不均質な物性の食事であるので，本レシピはL4相当．

■食品物性
❶かたさ(N/m²)：7,929
❷凝　集　性：0.29
❸付着性(J/m³)：138

■栄養価（材料記載の1人分）

エネルギー (kcal)	50
水　分　量 (g)	77.4
たんぱく質 (g)	0.1
脂　　質 (g)	0.1
炭水化物 (g)	12.4

その他料理
三色粥

ONE POINT MEMO
全粥と三色丼の具を混ぜた状態のものを測定物性はL2に相当するが，不均質な物性の食事であるので，本レシピはL4相当．

■食品物性
- ❶ かたさ(N/m²)：2,175
- ❷ 凝集性：0.53
- ❸ 付着性(J/m³)：371

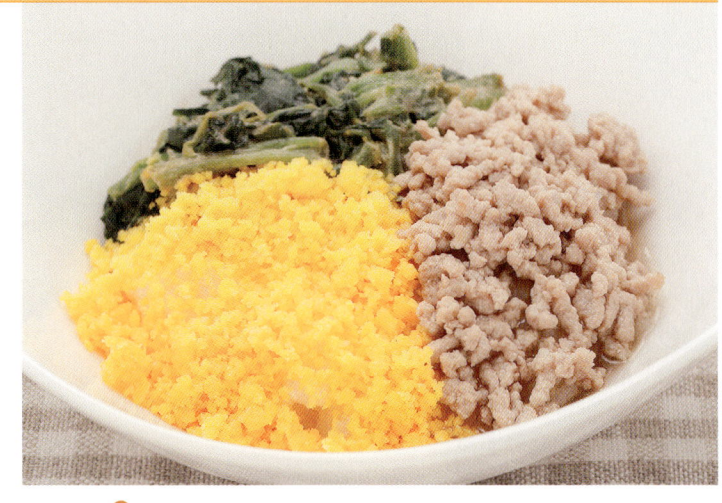

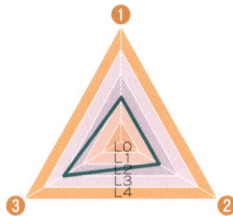

■栄養価（材料記載の1人分）
エネルギー	(kcal)	339
水　分　量	(g)	445.8
たんぱく質	(g)	14.5
脂　　　質	(g)	5.3
炭水化物	(g)	56.3

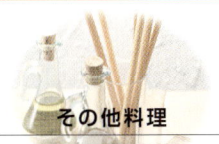

材料（1人分）
- 米 60g
- 白だし 4g
- 水 360g

- 鶏むね皮なし挽肉 30g
- ■調味料A
- 煮物つゆ 3g
- 水 9g
- 片栗粉 0.4g
- 溶き水 0.8g

- SM）たまごそぼろ
  　　（キューピー　冷蔵解凍）
- ■調味料B（あわせておく）20g
- 砂糖 2g
- 塩 0.1g

- 冷）ほうれんそう 30g
  　　（冷蔵解凍　2cm幅にカット）
- ■調味料C（あわせておく）
- しょうゆ 2g
- 砂糖 2g
- 練りごま 2g

作り方
❶鍋に湯を沸騰させ，ほうれんそうを入れて20分加熱し，消毒したザルにあける．＊中心温度75℃・1分以上確認

❷❶をブラストチラーで急速冷却する．＊30分以内に芯温20℃以下

❸鍋に沸騰した湯に挽肉を入れ，さっとかき回してザルにあける．流水であくを洗い流し，ざるで水気を十分にきる．

❹❸と調味料Aを鍋に移し，一度沸騰したら，水溶き片栗粉でとろみをつける．＊中心温度75℃・1分以上確認

❺たまごそぼろをパックのまま，穴あきホテルパンに並べ蒸す．→**庫内温度確認**（料理モード：スチーム／温度：100℃／時間：10分／使用器具：65mm穴あきホテルパン）＊中心温度75℃・1分以上確認（袋から開けて確認）

❻❺を鍋に移し，調味料Bであわせ，炒る．＊中心温度75℃・1分以上確認

❼❷のほうれんそうの水分を絞り，調味料Cで和える．

❽ホテルパンに米と白だしと水を加え，ふたをして蒸し焼きにする（全粥を炊く）．（料理モード：コンビ／温度：130℃／加湿：90％／時間：45分／使用器具：65mmホテルパン）＊中心温度75℃・1分以上確認

❾器に❽❼❻❹を盛り付け，提供する．

その他料理
あんかけ粥

ONE POINT MEMO
全粥と雑炊の具を混ぜあわせたものを測定

物性はL3に相当するが，L3はペースト状の食事であるので，本レシピはL4相当．

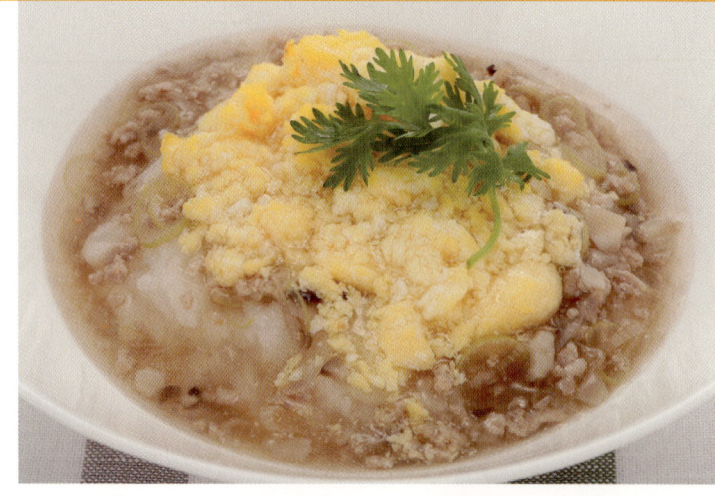

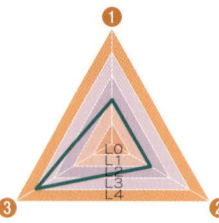

■食品物性
① かたさ (N/m²)：2,445
② 凝集性：0.55
③ 付着性 (J/m³)：425

■栄養価（材料記載の1人分）
エネルギー (kcal)	278
水分量 (g)	425.9
たんぱく質 (g)	8.7
脂質 (g)	4.2
炭水化物 (g)	49.2

材料（1人分）

- 米 …………………… 60g
- 水 …………………… 360g
- スクランブルエッグR ……… 15g
  （キユーピー 冷蔵解凍）
- 豚もも挽肉 …………………… 15g
- 長ねぎ …………………… 10g
  （2mm小口切り）
- 冷）しいたけスライス ……… 5g
  （冷蔵解凍 みじん切り）

■調味料A（あわせておく）
- 塩 …………………… 0.5g
- ホワイトペッパー ………… 0.01g
- しょうゆ …………………… 2g
- ごま油 …………………… 0.7g

■調味料B（あわせておく）
- しょうゆ …………………… 0.2g
- 中華スープの素 …………… 0.5g
- 水 …………………… 20g
- 片栗粉 …………………… 0.6g
- 溶き水 …………………… 1.2g

作り方

❶ 長ねぎ・しいたけをホテルパンに並べ，蒸す．→**庫内温度確認**（料理モード：スチーム／温度：100℃／時間：20分／使用器具：65mm穴あきホテルパン）

❷ 鍋に沸騰した湯に挽肉を入れ，さっとかき回してザルにあける．流水であくを洗い流し，ザルで水気を十分にきる．

❸ ❶❷と調味料Aを鍋に入れ，加熱する．＊中心温度75℃・1分以上確認

❹ スクランブルエッグをパックのままホテルパンに並べ，蒸す．→**庫内温度確認**（料理モード：スチーム／温度：100℃／時間：10分／使用器具：65mm穴あきホテルパン）＊中心温度75℃・1分以上確認（袋から開けて確認）

❺ 鍋に調味料Bを入れて沸騰させ，水溶き片栗粉でとろみをつけてあんにする．＊中心温度75℃・1分以上確認

❻ 米・水をホテルパンに移し，ふたをして蒸し焼きにする．→**庫内温度確認**（料理モード：コンビ／温度：130℃／加湿：90％／時間：45分／使用器具：65mmホテルパン）＊中心温度75℃・1分以上確認

❼ 器に❻❸❹を盛り付け，❺をかけて提供する．

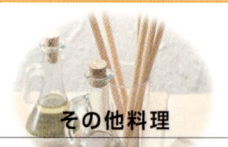

市販品

L4に相当する市販品．やわらかく調理したもので，食塊形成しやすいように，あんなどでとろみをつけたものが多い．

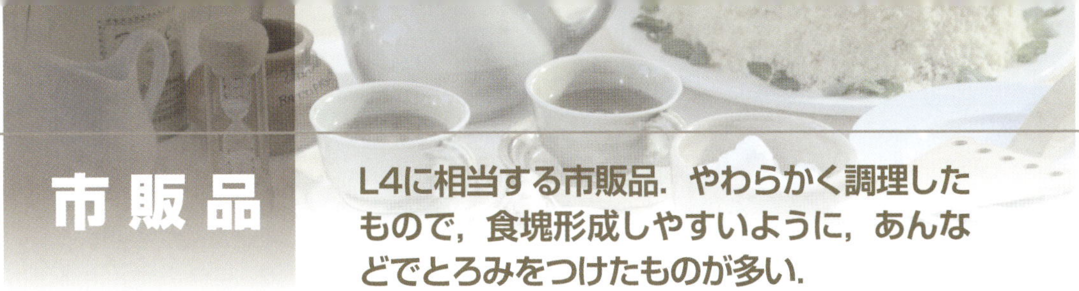

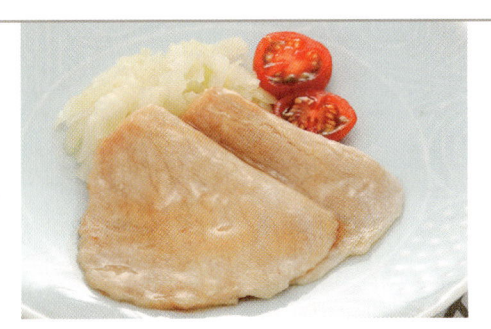

HG ポークジンジャー L4

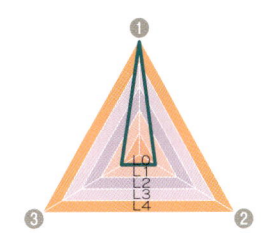

材料（1人分）

HGポークジンジャー
　………… 2枚
（日東ベスト　18g/枚　冷蔵解凍）

作り方

❶鍋に沸騰した湯に袋ごとHGポークジンジャーを入れ，18分加熱する．＊中心温度75℃・1分以上確認

❷器に❶を盛り付け，提供する．

■食品物性

① かたさ（N/m²）：34,759
② 凝　集　性：0.47
③ 付着性（J/m³）：186

■栄養価（材料記載の1人分）

エネルギー（kcal）	45
水　分　量（g）	27.1
たんぱく質（g）	3.7
脂　　質（g）	1.9
炭水化物（g）	2.7

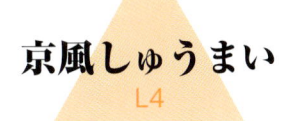

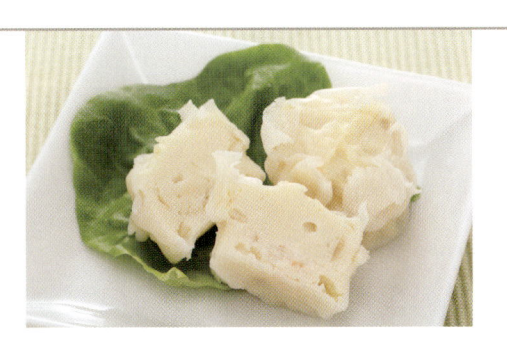

京風しゅうまい L4

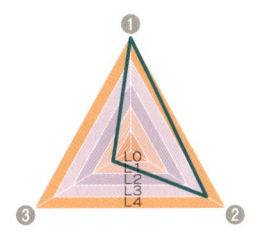

材料（1人分）

京風しゅうまい… 2個
（味の素　冷蔵保存　24g/個　1/2にカット）

作り方

❶ホテルパンにクッキングシートを敷き，京風しゅうまいを並べ，蒸す．→庫内温度確認（料理モード：スチーム／温度：100℃／時間：10分／使用器具：65mm穴あきホテルパン）＊中心温度75℃・1分以上確認

❷器に❶を盛り付け，提供する．

■食品物性

① かたさ（N/m²）：18,969
② 凝　集　性：0.80
③ 付着性（J/m³）：1

■栄養価（材料記載の1人分）

エネルギー（kcal）	92
水　分　量（g）	30.3
たんぱく質（g）	5.5
脂　　質（g）	5.0
炭水化物（g）	6.4

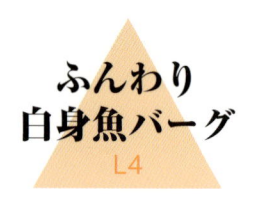

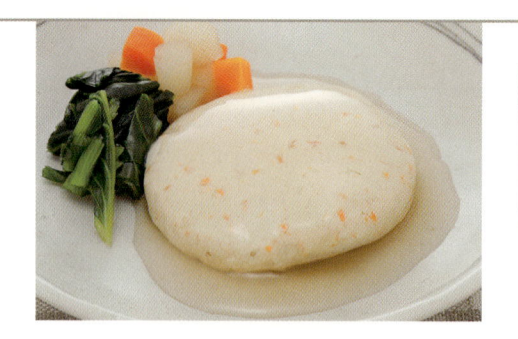

ふんわり白身魚バーグ
L4

材料（1人分）
ふんわり白身魚バーグ
………… 1枚
（フードケミファ 60g/枚）

作り方
❶ホテルパンにクッキングシートを敷き，白身魚バーグを並べ，蒸す．→庫内温度確認（料理モード：スチーム／温度：100℃／時間：10分／使用器具：65mm穴あきホテルパン）＊中心温度75℃・1分以上確認
❷器に❶を盛り付け，提供する．

ONE POINT MEMO
物性はL3に相当するが，L3はペースト状の食事であるので，本レシピはL4相当．

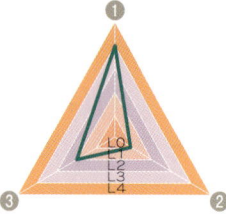

■食品物性
❶かたさ(N/m²)	14,463
❷凝 集 性	0.32
❸付着性(J/m³)	255

■栄養価（材料記載の1人分）
エネルギー (kcal)	80
水 分 量 (g)	44.5
たんぱく質 (g)	5.6
脂 質 (g)	4.7
炭水化物 (g)	4.4

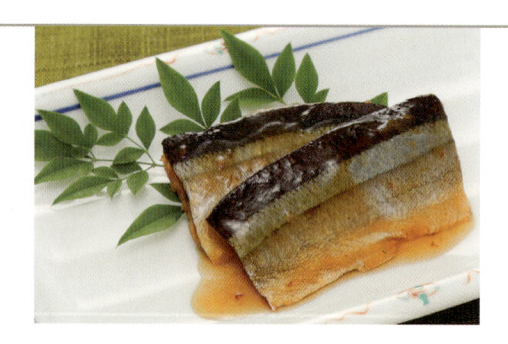

HG さんまの照り煮
L4

材料（1人分）
HGさんまの照り煮
………… 2枚
（日東ベスト 15g/枚 冷蔵解凍）

作り方
❶鍋に湯を沸騰させ，袋ごとHGさんまの照り煮を入れ，8分加熱する．＊中心温度75℃・1分以上確認
❷器に❶を盛り付け，提供する．

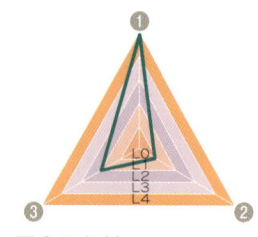

■食品物性
❶かたさ(N/m²)	28,234
❷凝 集 性	0.40
❸付着性(J/m³)	284

■栄養価（材料記載の1人分）
エネルギー (kcal)	84
水 分 量 (g)	15.7
たんぱく質 (g)	3.9
脂 質 (g)	5.0
炭水化物 (g)	4.9

かにシューマイ L4

材料（1人分）

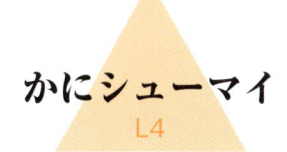

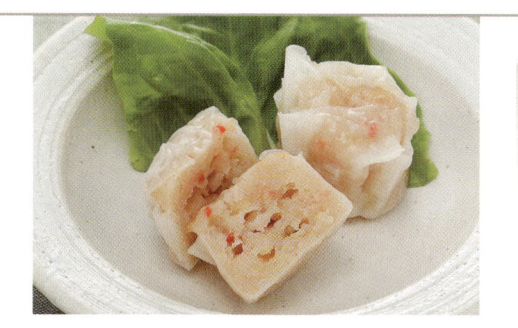

かにシューマイ… 2個
（ニッスイ　冷蔵保存　16g/個　1/2にカット）

作り方

❶かにシューマイをホテルパンに並べ，蒸す．→庫内温度確認（料理モード：スチーム／温度：100℃／時間：10分／使用器具：65mm穴あきホテルパン）＊中心温度75℃・1分以上確認
❷器に❶を盛り付け，提供する．

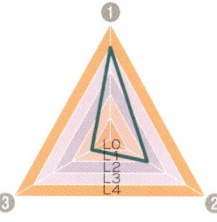

ONE POINT MEMO
物性はL3に相当するが，L3はペースト状の食事であるので，本レシピはL4相当．

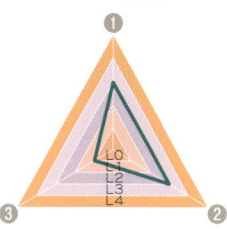

■食品物性
❶かたさ(N/m²)：14,864
❷凝　集　性：0.59
❸付着性(J/m³)：20

■栄養価（材料記載の1人分）

エネルギー（kcal）	71
水　分　量（g）	18.0
たんぱく質（g）	4.1
脂　　　質（g）	3.2
炭水化物（g）	6.1

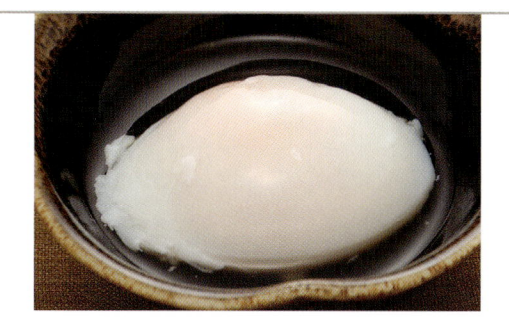

温泉卵 L4

材料（1人分）

温泉卵……………1個

作り方

❶器に盛り付け，提供する．

ONE POINT MEMO
物性はL3に相当するが，L3はペースト状の食事であるので，本レシピはL4相当．

■食品物性
❶かたさ(N/m²)：334
❷凝　集　性：0.79
❸付着性(J/m³)：67

■栄養価（材料記載の1人分）

エネルギー（kcal）	77
水　分　量（g）	35.2
たんぱく質（g）	5.8
脂　　　質（g）	5.5
炭水化物（g）	0.1

L4―市販品

HG カニ入り卵蒸し
L4

ONE POINT MEMO
物性はL1に相当するが，不均質な物性の食事であるので，本レシピはL4相当．

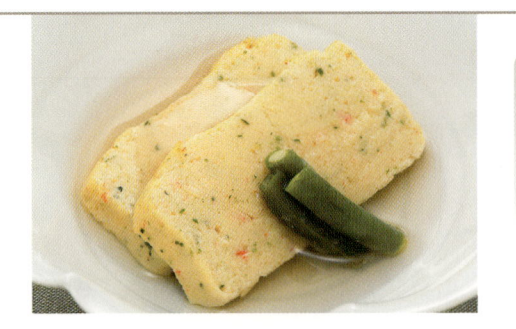

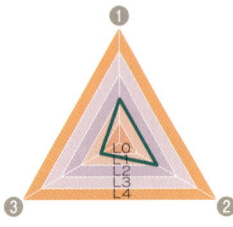

材料（1人分）
HGカニ入り卵蒸し
　　　……………50g
（日東ベスト　冷蔵保存　1/20にカット）
■調味料（あわせておく）
煮物つゆ…………10g
水…………………30g
片栗粉……………1.2g
溶き水……………2.4g

作り方
❶カニ入り卵蒸しを穴あきホテルパンに並べ，蒸す．→庫内温度確認（料理モード：スチーム／温度：100℃／時間：10分／使用器具：65mm穴あきホテルパン）＊中心温度75℃・1分以上確認
❷鍋に調味料を入れ，沸騰したら，水溶き片栗粉でとろみをつけ，あんにする．
❸器に❶を盛り付け，❷をかけて提供する．

■食品物性
❶かたさ（N/m²）：8,610
❷凝　集　性：0.61
❸付着性（J/m³）：132

■栄養価（材料記載の1人分）
エネルギー（kcal）	81
水　分　量（g）	74.6
たんぱく質（g）	3.5
脂　　　質（g）	3.8
炭水化物（g）	7.9

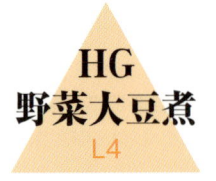

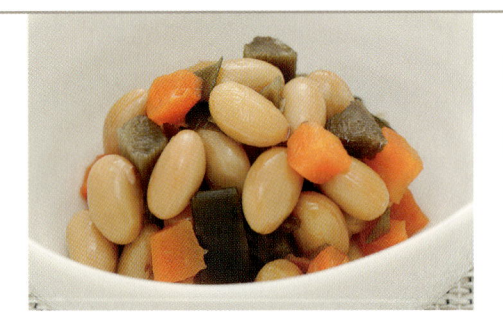

HG 野菜大豆煮
L4

ONE POINT MEMO
大豆の物性を測定

材料（1人分）
HG野菜大豆煮…50g
（日東ベスト　冷蔵解凍）

作り方
❶鍋に湯を沸騰させ，袋ごとHG野菜大豆煮を入れ，15分加熱する．＊中心温度75℃・1分以上確認
❷器に盛り付け，提供する．

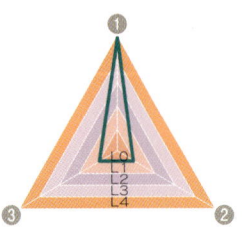

■食品物性
❶かたさ（N/m²）：23,984
❷凝　集　性：0.35
❸付着性（J/m³）：71

■栄養価（材料記載の1人分）
エネルギー（kcal）	67
水　分　量（g）	33.5
たんぱく質（g）	3.1
脂　　　質（g）	1.5
炭水化物（g）	10.9

寄せゆばけんちん L4

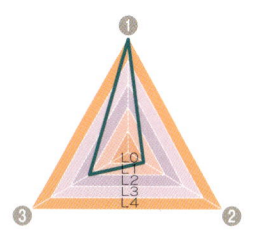

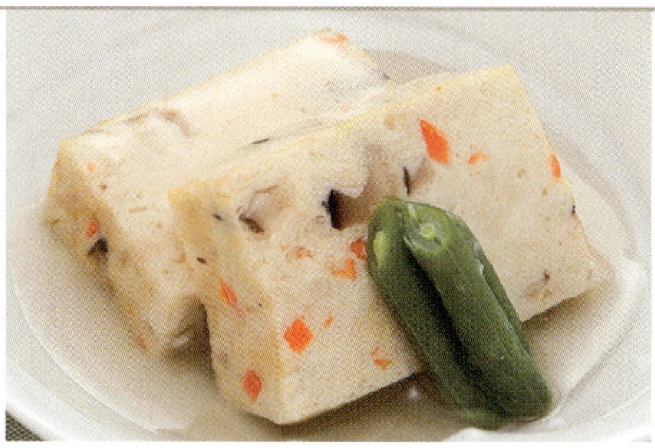

材料（1人分）

寄せゆばけんちん
　…………… 50g
　（ふくなお　冷蔵解凍）
■調味料
煮物つゆ………… 10g
水………………… 30g
片栗粉………… 1.2g
溶き水………… 2.4g

作り方

❶寄せゆばけんちんをホテルパンに並べ，蒸す．→庫内温度の確認（料理モード：スチーム／温度：100℃／時間：10分／使用器具：65mm穴開きホテルパン）＊中心温度75℃・1分以上を確認

❷調味料を鍋に移して沸騰させ，水溶き片栗粉でとろみをつける．＊中心温度75℃・1分以上確認

❸器に❶を盛り付け，❷のあんをかけて提供する．

■食品物性

❶かたさ（N/m^2）：18,636
❷凝　集　性：0.45
❸付着性（J/m^3）：246

■栄養価（材料記載の1人分）

エネルギー（kcal）	113
水　分　量（g）	70.5
たんぱく質（g）	7.2
脂　　　質（g）	5.6
炭水化物（g）	6.6

寄せ湯葉とうふ L4

材料（1人分）

寄せ湯葉とうふ600g
　…………… 50g
　（大市珍味　冷蔵保存　1/20にカット）
■調味料
煮物つゆ………… 10g
水………………… 30g
片栗粉………… 1.2g
溶き水………… 2.4g

作り方

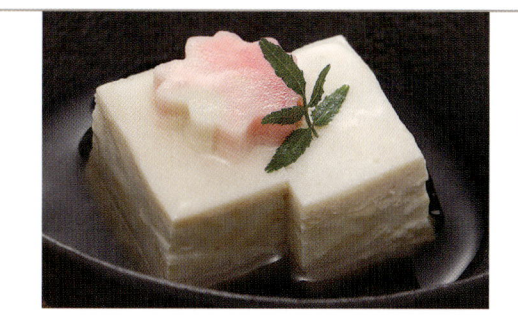

❶寄せ湯葉とうふをホテルパンに並べ，蒸す．→庫内温度確認（料理モード：スチーム／温度：100℃／時間：10分／使用器具：65mm穴あきホテルパン）＊中心温度75℃・1分以上確認

❷鍋に煮物つゆと水を入れ，沸騰したら，水溶き片栗粉でとろみをつけ，あんにする．

❸器に寄せ湯葉とうふを盛り付け，❷のあんをかけて提供する．

ONE POINT MEMO

物性はL0に相当するが，不均質な物性の食事であるので，本レシピはL4相当．

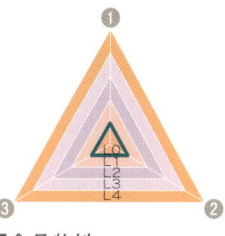

■食品物性

❶かたさ（N/m^2）：5,863
❷凝　集　性：0.42
❸付着性（J/m^3）：95

■栄養価（材料記載の1人分）

エネルギー（kcal）	60
水　分　量（g）	78.0
たんぱく質（g）	3.5
脂　　　質（g）	2.3
炭水化物（g）	6.2

L4—市販品

ポテトサラダ
L4

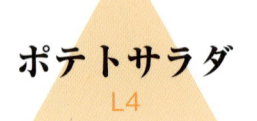

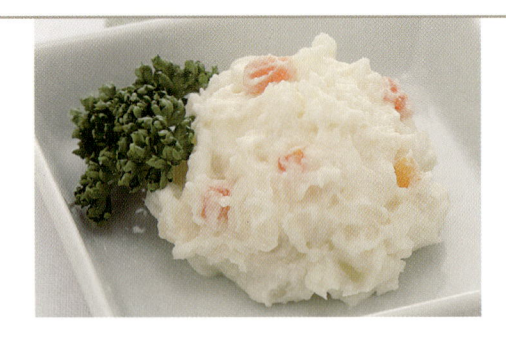

材料（1人分）
ポテトサラダ……50g
（キユーピー　冷蔵保存）

作り方
❶器に盛り付け，提供する．

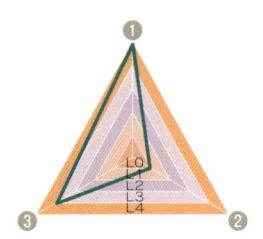

■食品物性
- ❶かたさ(N/m²)：20,722
- ❷凝　集　性：0.31
- ❸付着性(J/m³)：621

■栄養価（材料記載の1人分）
エネルギー（kcal）	86
水　分　量（g）	35.2
たんぱく質（g）	0.9
脂　　質（g）	5.8
炭水化物（g）	7.5

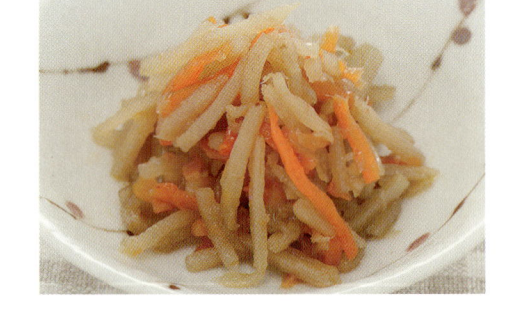

HGやわらかきんぴらごぼう
L4

材料（1人分）
HGやわらかきんぴらごぼう …………50g
（日東ベスト　冷蔵解凍）

作り方
❶鍋に沸騰した湯に袋ごとHGやわらかきんぴらごぼうを入れ，10分加熱する．＊中心温度75℃・1分以上確認
❷器に❶を盛り付け，提供する．

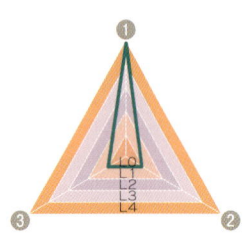

■食品物性
- ❶かたさ(N/m²)：19,921
- ❷凝　集　性：0.45
- ❸付着性(J/m³)：138

■栄養価（材料記載の1人分）
エネルギー（kcal）	65
水　分　量（g）	37.3
たんぱく質（g）	0.7
脂　　質（g）	2.7
炭水化物（g）	8.8

HG 切干大根炒め煮 L4

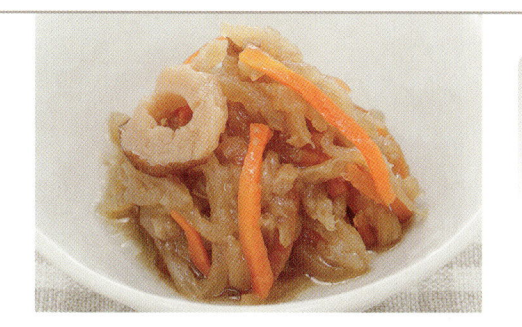

材料（1人分）

HG切干大根炒め煮
　…………… 50g
（日東ベスト　冷蔵解凍）

作り方

❶鍋に沸騰した湯に袋ごと切干大根炒め煮を入れ，10分加熱する．
＊中心温度75℃・1分以上確認
❷器に❶を盛り付け，提供する．

ONE POINT MEMO
物性はL3に相当するが，L3はペースト状の食事であるので，本レシピはL4相当．

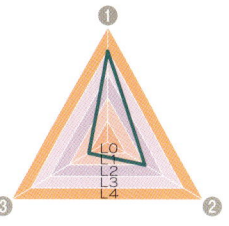

■食品物性

① かたさ(N/m^2)：14,515
② 凝　集　性：0.58
③ 付着性(J/m^3)：20

■栄養価（材料記載の1人分）

エネルギー (kcal)	48
水　分　量 (g)	40.9
たんぱく質 (g)	0.9
脂　　　質 (g)	2.6
炭水化物 (g)	4.8

やわらかしいたけやん L4

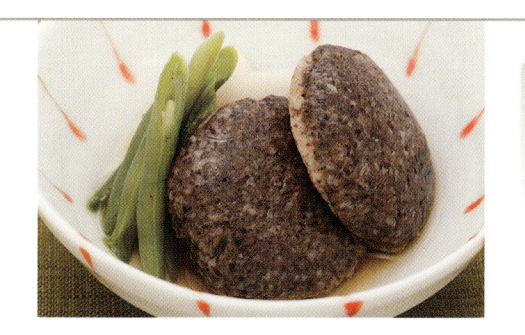

材料（1人分）

やわらかしいたけやん
　…………… 36g
（ふくなお　18g/個）
■調味料
煮物つゆ………… 8g
水………………… 32g

作り方

❶やわらかしいたけやんをホテルパンに並べ，クッキングペーパーをのせ，調味料を入れ，ふたをして蒸し焼きにする．→庫内温度確認
（料理モード：コンビ／温度：130℃／加湿：90％／時間：30分／使用器具：65mmホテルパン）＊中心温度75℃・1分以上確認
❷器に❶を盛り付け，提供する．

ONE POINT MEMO
やわらかしいたけやんを測定．物性はL1に相当するが，不均質な物性の食事であるので，本レシピはL4相当．

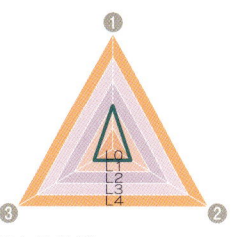

■食品物性

① かたさ(N/m^2)：9,594
② 凝　集　性：0.37
③ 付着性(J/m^3)：141

■栄養価（材料記載の1人分）

エネルギー (kcal)	38
水　分　量 (g)	64.1
たんぱく質 (g)	2.3
脂　　　質 (g)	0.6
炭水化物 (g)	7.9

L4—市販品

やわらかごぼうやん
L4

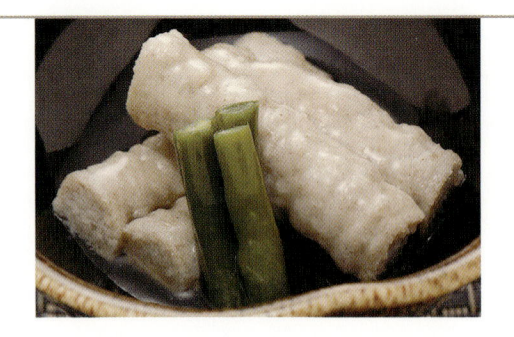

材料（1人分）

やわらかごぼうやん
　……………… 25g
　（ふくなお　25g/本）
■調味料
煮物つゆ………… 8g
水………………… 32g

作り方

❶ホテルパンにやわらかごぼうやんを並べ，クッキングペーパーをのせ，調味料を入れ，ふたをして蒸し焼きにする．→庫内温度確認（料理モード：コンビ／加湿：90%／温度：130℃／時間：30分／使用器具：65mmホテルパン）＊中心温度75℃・1分以上確認
❷器に❶を盛り付け，提供する．

ONE POINT MEMO
やわらかごぼうやんを測定．物性はL3に相当するが，L3はペースト状の食事であるので，本レシピはL4相当．

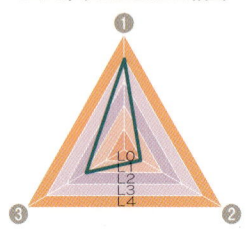

■食品物性
❶かたさ(N/m²)：12,653
❷凝　集　性：0.36
❸付着性(J/m³)：245

■栄養価（材料記載の1人分）

エネルギー (kcal)	59
水　分　量 (g)	52.5
たんぱく質 (g)	0.7
脂　　　質 (g)	2.7
炭水化物 (g)	7.8

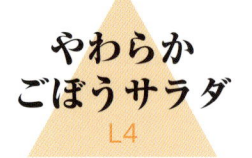

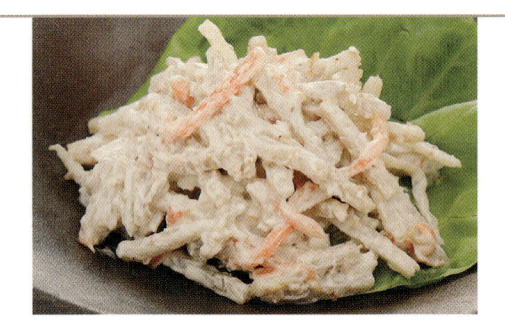

やわらかごぼうサラダ
L4

材料（1人分）

やわらかごぼう（焙煎胡麻風味）……50g
（キユーピー　冷蔵保存）

作り方

❶器に盛り付け，提供する．

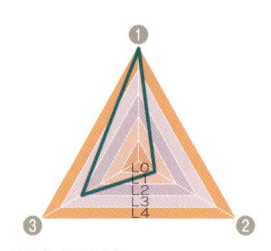

■食品物性
❶かたさ(N/m²)：16,321
❷凝　集　性：0.27
❸付着性(J/m³)：252

■栄養価（材料記載の1人分）

エネルギー (kcal)	125
水　分　量 (g)	31.0
たんぱく質 (g)	1.8
脂　　　質 (g)	10.8
炭水化物 (g)	5.7

263-01334

マカロニサラダ L4

ONE POINT MEMO
物性はL2に相当するが，不均質な物性の食事であるので，本レシピはL4相当．

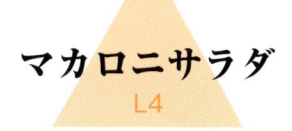

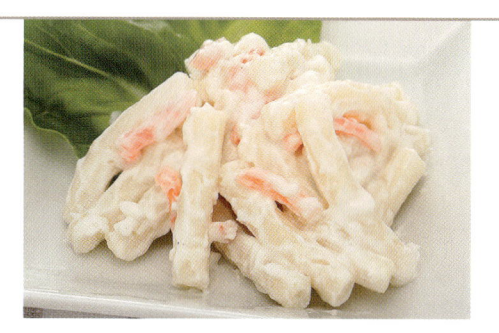

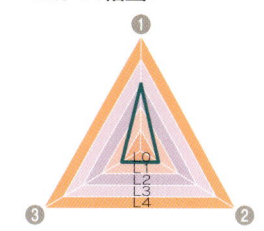

■材料（1人分）
マカロニサラダ…50g
（キユーピー　冷蔵保存）

■作り方
❶器に盛り付け，提供する．

■食品物性
❶かたさ（N/m²）：11,893
❷凝　集　性：0.35
❸付着性（J/m³）：143

■栄養価（材料記載の1人分）
エネルギー（kcal）	91
水　分　量（g）	34.7
たんぱく質（g）	1.6
脂　　　質（g）	5.9
炭 水 化 物（g）	7.2

COLUMN　切り方を工夫してやわらかくする

　野菜は切り方を変えることで物性を変えることができます．「だいこんの梅和え」（p.94）では，厚さ2mmのいちょう切りを，3mm幅のスティック状にすることで，かたさが約1/3と，やわらかくなりました．これは，切り方を変えることでより多くの水分を含ませることができたためと考えられます．同じ切り方で，スチーム時間を延長することでやわらかくならないか，試みてみました．しかし，結果としては，切り方を工夫することがより効果的でした．

　このほかにも，葉物野菜やたまねぎのような繊維のある野菜では，繊維と垂直に包丁を入れ，やわらかく調理することでより咀嚼しやすくすることができます．また，だいこんなどに入れる隠し包丁は，水分がしみこみやすくなるというメリットだけでなく，咀嚼を助ける働きもあります．

L4―市販品

■物性評価（かたさ・凝集性・付着性）

		かたさ (N/m²)	凝集性	付着性 (J/m³)
L3	鶏肉の照焼き	6,685	0.41	81
	鶏肉のみそマヨネーズ焼き	8,184	0.40	130
	鶏肉の甘酢あんかけ	4,479	0.40	124
	鶏肉のトマト煮	7,164	0.52	119
	白身魚の菜種蒸し	10,472	0.46	628
	鮭のホワイトソースかけ	10,483	0.35	185
	さばのけんちんみそ焼き	12,674	0.39	268
	かれいの野菜あんかけ	10,043	0.36	148
	あじの南蛮漬け	13,750	0.39	390
	あじのおろしあんかけ	8,262	0.41	261
	鮭の照焼き	11,820	0.34	464
	鮭のホワイトソースかけ	12,674	0.42	670
	鮭のちゃんちゃん焼き	12,086	0.40	389
	ごま入り豆腐	5,718	0.47	313
	枝豆豆腐	2,414	0.42	130
	はくさいとにんじんのお浸し	3,787	0.40	125
	はくさいの中華あんかけ	2,482	0.46	112
	なすのみそ田楽	3,397	0.50	126
	きゅうりとわかめの酢の物	3,923	0.45	116
	きゅうりのバンバンジーサラダ	4,230	0.38	106
	ほうれんそうの白和え	3,621	0.48	72
	にんじんの煮物	6,420	0.48	248
	かぼちゃサラダ	6,045	0.49	219
	かぼちゃのいとこ煮	5,052	0.51	274
	さといもの煮物	4,948	0.49	77
	だいこんの煮物	3,600	0.50	74
	おでん	2,841	0.49	71
	おしるこ	2,169	0.52	130
	雑煮	2,482	0.59	67
	にぎり寿司	2,253	0.41	70
	やわらか杏仁豆腐	1,427	0.43	48
	やわらかプリン	1,954	0.51	61
L3市販品	卵豆腐	4,751	0.48	55
	厚焼きムース	8,674	0.51	441
	ふわふわエッグ	3,305	0.45	228
	とろっとレアオムレツ	8,413	0.67	213
	水羊羹	13,423	0.38	506
	とろろ	380	0.85	75
	こうや豆腐寄せ煮	11,160	0.32	474
L4	鶏肉の甘酢あんかけ	9,073	0.39	101
	豚肉の生姜焼き	26,721	0.54	66
	鶏肉の照焼き	21,804	0.44	186

	かたさ (N/m²)	凝集性	付着性 (J/m³)
ハヤシライス	30,753	0.51	337
鶏肉のみそマヨネーズ焼き	22,876	0.48	289
豚肉と卵の炒め物	12,554	0.46	123
家常豆腐	12,382	0.46	206
豚肉の柳川風	12,606	0.48	202
ポークカレーライス	9,110	0.42	131
ポークチャップ	16,549	0.51	109
チキントマト煮	10,801	0.42	171
ミートローフ	11,300	0.40	299
和風ミートローフ	8,605	0.42	529
ワンタン入り中華スープ	10,514	0.53	52
ツナサラダ	15,478	0.46	381
はんぺんの卵とじ	4,389	0.46	128
さつま揚げとさといもの煮物	11,430	0.52	132
お魚だんごの煮物	10,790	0.64	133
やわらかつみれの煮物	23,375	0.45	359
白身魚の菜種蒸し	12,283	0.48	289
白身魚のとろろ蒸し	14,104	0.47	160
かれいのピカタ	15,696	0.45	269
魚の野菜あんかけ	20,712	0.55	236
かれいの治部煮	27,693	0.55	70
かれいの西京焼き	21,835	0.49	143
あじのおろしあんかけ	29,492	0.48	706
あじの南蛮漬け	32,438	0.44	78
ぎんだらの煮付け	19,031	0.44	374
鮭のおろし煮ゆず風味	34,530	0.48	253
鮭のムニエルタルタルソースかけ	37,469	0.48	702
えびサンドと野菜の煮物	18,656	0.47	234
かにの重ね蒸し	26,023	0.69	147
いか入り野菜の煮物	12,752	0.62	9
卵とじ	14,983	0.56	12
さつまあげ入り卵とじ	5,036	0.48	40
スパニッシュオムレツ	19,447	0.53	327
かに卵の甘酢あんかけ風	3,049	0.43	93
洋風卵炒め	4,708	0.35	147
豆腐と野菜の煮物	10,691	0.65	52
擬製豆腐	20,446	0.55	143
麻婆豆腐	8,095	0.71	47
豆腐のかにあんかけ	7,133	0.65	106
じゃがいもの煮物	7,731	0.26	125
さつまいもの煮物	24,150	0.27	97
かぼちゃのいとこ煮	13,891	0.23	150

物性評価（かたさ・凝集性・付着性）

■物性評価（かたさ・凝集性・付着性）

		かたさ (N/m²)	凝集性	付着性 (J/m³)
L4	さといもと鶏つくねの煮物	23,271	0.20	775
	かぶの田楽	10,488	0.21	75
	だいこんの田楽風	39,051	0.13	105
	きゅうりとわかめの酢の物	15,285	0.26	53
	トマトサラダ	21,253	0.22	83
	だいこんの梅和え	15,951	0.37	57
	ほうれんそうのお浸し	16,175	0.60	173
	いんげんごま和え	17,814	0.30	88
	なすの冷やし鉢	6,966	0.43	113
	なすのそぼろあんかけ	1,717	0.58	62
	オクラのお浸し	2,841	0.35	150
	冬瓜のうす葛煮	19,609	0.16	155
	グリーンアスパラガスのサラダ	22,525	0.30	83
	グリーンアスパラガスのピーナツ和え	11,019	0.33	168
	カリフラワーとトマトのサラダ	15,790	0.35	138
	ブロッコリーのサラダ	38,309	0.38	43
	はくさいの生姜じょうゆ和え	38,052	0.32	9
	菜の花のからし和え	18,870	0.51	159
	はるさめサラダ	8,074	0.46	24
	クリームコロッケやわらか煮	6,628	0.37	474
	りんごのコンポート	7,929	0.29	138
	三色粥	2,175	0.53	371
	あんかけ粥	2,445	0.55	425
L4市販品	HGポークジンジャー	34,759	0.47	186
	京風しゅうまい	18,969	0.80	1
	ふんわり白身魚バーグ	14,463	0.32	255
	HGさんまの照り煮	28,234	0.40	284
	かにシューマイ	14,864	0.59	20
	温泉卵	334	0.79	67
	HGカニ入り卵蒸し	8,610	0.61	132
	HG野菜大豆煮	23,984	0.35	71
	寄せゆばけんちん	18,636	0.45	246
	寄せ湯葉とうふ	5,863	0.42	95
	ポテトサラダ	20,722	0.31	621
	HGやわらかきんぴらごぼう	19,921	0.45	138
	HG切干大根炒め煮	14,515	0.58	20
	やわらかしいたけやん	9,594	0.37	141
	やわらかごぼうやん	12,653	0.36	245
	やわらかごぼうサラダ	16,321	0.27	252
	マカロニサラダ	11,893	0.35	143

掲載メーカー・製品一覧

旭松食品株式会社
こうや豆腐の寄せ煮

味の素冷凍食品株式会社
京風しゅうまい
かにの重ね蒸し

伊那食品工業株式会社
やわらか杏仁
やわらかプリンの素

カゴメ株式会社
ほうれん草ピューレ
にんじんピューレ
かぼちゃピューレ
枝豆ピューレ
やわらか野菜　にんじん
やわらか野菜　かぼちゃ
やわらか　しいたけ
やわらか野菜　ごぼう

キユーピー株式会社
ツナサラダ
厚焼きムース
とろっとたまごプレーン
ふわふわエッグ
卵そぼろ
とろっとレア・オムレツ
スクランブルエッグR
エクシード　ポテトサラダ21
エクシード　マカロニサラダ21
やわらかごぼう（焙煎胡麻風味）

株式会社ジャポネデザートサービス
水羊羹の素

株式会社大市珍味
寄せ湯葉とうふ

日東ベスト株式会社
HG ポークジンジャー
HG やわらかきんぴらごぼう
HG 野菜大豆煮
HG 切干大根炒め煮
HG やわらかフィッシュボール
HG さんまの照り煮
HG カニ入り卵蒸し
HG やわらかチキンボール

日本水産株式会社
かにシューマイ
かにクリームコロッケ 35g
シーグレイス　かに風味フレーク

林兼産業株式会社
ソフミート（とり）
ソフミート（ぶた）

株式会社フードケア
スベラカーゼ

株式会社フードケミファ
ふんわり鰯ボール
ふんわり角天
ふんわり白身魚バーグ
ふんわり丸はんぺん
にがり付豆腐用豆乳

株式会社ふくなお
やわらかポーク
えびサンド
やわらかいか
寄せゆばけんちん
やわらかしいたけやん
やわらかごぼうやん

株式会社マルハニチロ食品
やさしい素材（温野菜こまつな）
やさしい素材（温野菜いんげん）
やさしい素材（温野菜れんこん）
やさしい素材（ほうれんそう）
やさしい素材（温野菜さつまいも）
やさしい素材（温野菜じゃがいも）
やさしい素材（ブロッコリー）
新やさしい素材（キャベツ）
新やさしい素材（にんじん）

三島食品株式会社
りらく　ささがきごぼう500
りらく　練りピーナツあえの素

ヤヨイ食品株式会社
SF　NEW 鮭ムース
SF　新プチトマトゼリー
SF　NEW タラムース
SF　NEW さばムース
SF　NEW カレイムース

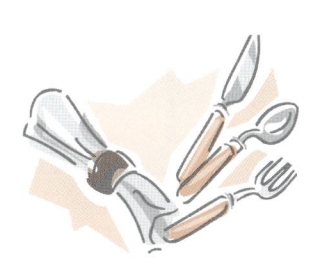

エームサービス株式会社の事業概要

エームサービス株式会社は，三井企業グループと米国アラマーク社*との合弁企業として 1976 年に設立されました．以来 30 年，フードサービスを軸に事業領域を広げ，お客様が必要とするサービスを総合的に提供できる「トータルマネジメントサービス」の確立を目指し，企業，学校，医療施設，介護保険施設，社会福祉施設などさまざまな事業分野における全国 3,000 を超える事業所で，一日約 100 万食を提供する企業グループに成長しました．

現在は，ファシリティサービス（清掃，施設管理）／リネンサプライ／ユニフォームレンタルなどの関係・協力会社を擁し，きめ細やかなカスタムメイドの"サービスマネジメント力"とそれを実現できる"総合力"で，積極的な事業展開をしています．
「お客様のかけがえのないビジネスパートナーになること」それが私たちの願いです．

---

*社名：ARAMARK Corporation　1959 年会社設立（1994 年　現社名に変更）
　アラマーク社は，米国最大手のサービスマネジメント会社．米国を中心に，カナダ，英国，ドイツ，ハンガリー，メキシコ，スペイン，ベルギー，チェコ，韓国，日本（エームサービス）など世界の 19 か国で，コントラクトフードサービス（食事を提供する企業が他の法人にある食堂運営を受託して行う給食事業のこと）を中心とした "Food and Support Services Group"（各種施設で飲食，その他サポートサービスを提供）および "Uniform and Career Apparel"（ユニフォームレンタルサービスおよび販売）サービス事業を展開．

医療施設，介護保険施設，社会福祉施設等における食事およびサポートサービスの現状

エームサービスでは，企業・学校等における食事およびサポートサービスを BDS (Business Dining Services)，医療施設，介護保険施設，社会福祉施設等における食事およびサポートサービスを HSS (Healthcare Support Services) と呼んでいます．

エームサービスにおける HSS 事業の成立過程を表に示します．

現在 HSS は，エームサービス全体の約 4 割を占めるほどの事業に成長しました．しかし，たとえ事業規模が大きくなっても，私たちのサービスに対する基本的な姿勢は，創業以来変わるものではありません．
「患者様，入居者様のこぼれる笑みが見たい―」

エームサービスでは，つねにエンドユーザーの満足度を最重要管理項目としてモニタリングしています．その考え方は，超高齢化社会を迎えたわが国における，医療・介護制度の目指す方向と何ら変わるものではありません．

IDS センター

"Innovative Dining Solutions Center"，通称「IDS センター」は 2006 年 4 月 1 日，米国アラマーク社の IDS センターをモデル

表 エームサービス株式会社における HSS 事業の成立過程

1978年12月	病院における給食事業を開始
	日本初の適時適温サービス，選択食，ベッドサイド配膳を実施
1986年7月	東京都の病院給食民間委託第一号受託
1986年11月	社会福祉施設における給食事業を開始
（1987年）	（病院給食業務の委託が本格的にスタートする）
1987年4月	特別養護老人ホームの給食民間委託国内第一号受託
（1994年）	（基準給食廃止，入院時食事療養制度を新設）
1995年7月	クローン病・潰瘍性大腸炎患者様向け調理済み食品「まんぞく君」の通信販売を開始
1996年4月	病院における「トータルマネジメントサービス」（食事・清掃・医療事務等）を開始

として，エームサービス株式会社・運営支援本部内に設立されました．"Innovative Dining Solutions"とは，革新的なダイニングへの解決（解答）を意味しております．IDS センターの役割は以下の三点です．

(1) 革新的・創造的なダイニングへの解決・解答を導き出す，社内シンクタンクであること．

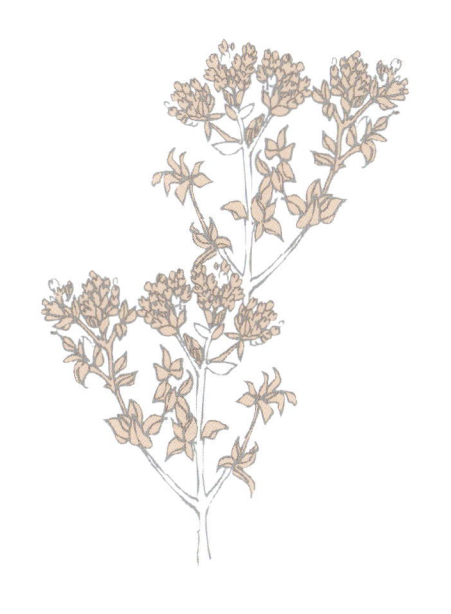

(2) エームサービスの優位性・差別化を図るための，商品・サービスに関する研究開発をすること．

(3) 客様の視点・ニーズに焦点をあてた，マーケティング活動を推進すること．

つまり，事業所運営に有効な戦略・戦術を策定し，それを事業所で実施するための情報伝達・指導をして，さらに実施した結果を検証する部門です．

IDS センターには，専門性の高い業務に対応するために，マーケティング室，ニュートリション室，カリナリー室，デザイン室，システム室の 5 室が設置され，お互いに連携をとりながら作業にあたっています．

ニュートリション室は，管理栄養士を中心に構成された組織で，栄養管理に関わる戦略・戦術の策定，事業所運営における栄養士業務のサポート，栄養士に対する教育・研修などを担当しています．

「嚥下食ピラミッドによる咀嚼・嚥下困難者のための食事」については，IDS センター・ニュートリション室のメンバーが中心となって取り組んでいます．

摂食・嚥下障害のレベルに応じた
"より安全でおいしい" 嚥下食づくり かんたんレシピ集！

嚥下食ピラミッドによる
嚥下食レシピ 125

◆摂食・嚥下障害者の栄養管理において多くの実績をあげている，聖隷三方原病院が提案する「5段階の嚥下食」について物性解析を行い，各段階における物性を客観的に評価することによって嚥下食の標準化を図り，適切な嚥下食づくりを可能にするためのレシピ集．

◆「5段階の嚥下食」をさらに発展させた「嚥下食ピラミッド」（金谷先生提唱）の概念，活用について，摂食・嚥下障害の概要などとともに解説．

◆実際に物性評価を行った嚥下食を紹介すると同時に各レベルに適合するレシピを新たに開発し，市販品とともにカラーで紹介．

◆料理が容易にイメージできるように写真，栄養価，物性値を明示．とくに手づくり料理の物性は視覚的にとらえられるようレーダーチャートで表示．

編著
江頭文江
栢下　淳

著
金谷節子
坂井真奈美

B5判・90頁・カラー
定価（本体2,200円＋税） ISBN978-4-263-72018-9

●本書のおもな目次

1. 摂食・嚥下障害についての概要
    ◇摂食・嚥下障害者用の客観的な食事基準
    ◇摂食・嚥下障害と栄養状態
    ◇嚥下動作
    ◇摂食・嚥下障害の検査法
    ◇摂食・嚥下障害者に対する食事
2. 嚥下機能と5段階の嚥下食
    ◇聖隷三方原病院での嚥下食の取り組み
    ◇嚥下食作りの難しさと品質管理の重要性
    ◇段階的な嚥下食
    ◇段階的摂食訓練への応用
3. 嚥下食ピラミッド
    ◇嚥下食ピラミッドに至るまで
    ◇嚥下食ピラミッドの概念
    ◇どのレベルの嚥下食を提供するか？
    ◇食事レベルのステップアップ
4. 嚥下食の物性
    ◇物性の基準
    ◇嚥下食の段階ごとの物性値
    ◇嚥下食の段階ごとの栄養価
    ◇嚥下食の物性評価と適応

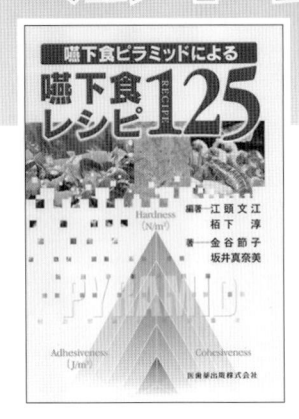

嚥下食レシピ／レーダーチャートの見方・考え方／L0‐開始食／L1‐嚥下食Ⅰ／L2‐嚥下食Ⅱ／L3‐嚥下食Ⅲ／L4‐移行食／物性評価／市販ゼラチンおよびとろみ剤

●弊社の全出版物の情報はホームページでご覧いただけます．http://www.ishiyaku.co.jp/

医歯薬出版株式会社／〒113-8612 東京都文京区本駒込1-7-10／TEL.03-5395-7610 FAX.03-5395-7611

病院・施設のための
嚥下食ピラミッドによる
咀嚼・嚥下困難者レシピ100   ISBN978-4-263-70570-4

2009年8月20日　第1版第1刷発行
2015年2月10日　第1版第4刷発行

編著者　栢　下　　　淳
発行者　大　畑　秀　穂
発行所　医歯薬出版株式会社
〒113-8612　東京都文京区本駒込1-7-10
TEL.（03）5395-7626（編集）・7616（販売）
FAX.（03）5395-7624（編集）・8563（販売）
http://www.ishiyaku.co.jp/
郵便振替番号 00190-5-13816

乱丁，落丁の際はお取り替えいたします　　印刷・あづま堂印刷／製本・榎本製本
Ⓒ Ishiyaku Publishers, Inc., 2009. Printed in Japan

本書の複製権・翻訳権・翻案権・上映権・譲渡権・貸与権・公衆送信権（送信可能化権を含む）・口述権は，医歯薬出版（株）が保有します．
本書を無断で複製する行為（コピー，スキャン，デジタルデータ化など）は，「私的使用のための複製」などの著作権法上の限られた例外を除き禁じられています．また私的使用に該当する場合であっても，請負業者等の第三者に依頼し上記の行為を行うことは違法となります．

JCOPY ＜（社）出版者著作権管理機構 委託出版物＞
本書を複写される場合は，そのつど事前に（社）出版者著作権管理機構（電話03-3513-6969，FAX 03-3513-6979，e-mail : info@jcopy.or.jp）の許諾を得てください．

嚥下食ピラミッドによる
ペースト・ムース食レシピ 230

◆栢下 淳 編著
◆B5判　106頁　定価(本体2,600円+税)

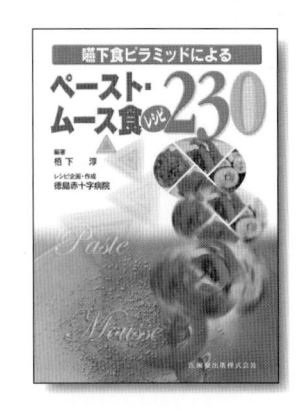

ISBN978-4-263-70604-6

◆本書の主な内容

●嚥下調整食(嚥下食)の客観的な評価で判定する嚥下食ピラミッドのレシピ関連書籍の4冊目．嚥下食ピラミッドのスケールを用いて常食から粗ペースト食，ペースト食，ムース食への展開を示し，さらに在宅の患者にも家族と同じ食事を提供できるような工夫を盛り込んだ．1アイテムにつき常食，粗ペースト食，ペースト食，ムース食レシピで，65アイテムの約230レシピを紹介．

◆本書の主な目次

1. 嚥下食ピラミッドにおけるゼリー食(L0)とペースト食(L3)の適応
   - 嚥下食ピラミッド
   - 地域連携の取り組み
   - 嚥下食ピラミッドの落とし穴
   - ゼリー食とペースト食の適応
   - ゼリー食とペースト食の選択

2. 嚥下食ピラミッドの概念
   ― 栄養摂取の注意点 ―
   - 簡易的な摂食・嚥下スクリーニング
   - 摂食・嚥下機能の低下と低栄養の問題
   - 形態調整した食事とエネルギー・たんぱく質量との関係
   - 形態調整した食事の基準化に向けて
   - 嚥下食ピラミッドとは
   - 嚥下食ピラミッドの概念
   - 嚥下食の形態調整

3. 嚥下食の物性
   - 物性の測定方法
   - 本書収載レシピの物性

4. 嚥下食の調理方法
   ― 調理するときのコツ ―
   - 嚥下食調理に必要なもの
   - 食事形態別の調理方法
   - まとめ

   ペースト・ムース食のレシピ

医歯薬出版株式会社　〒113-8612 東京都文京区本駒込1-7-10　TEL03-5395-7610　FAX03-5395-7611　http://www.ishiyaku.co.jp/